W0076041

Pierre Franckh

Wünsch dich schlank

Pierre Franckh

Wünsch dich schlank

11 Schlüssel zum idealen Wunschgewicht

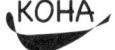

Wichtiger Hinweis

Die im Buch veröffentlichten Ratschläge wurden von
Verfasser und Verlag sorgfältig erarbeitet und geprüft.
Eine Garantie kann dennoch nicht übernommen werden.
Ebenso ist die Haftung des Verfassers bzw. des Verlages
und seiner Beauftragten für Personen-, Sach- und
Vermögensschäden ausgeschlossen.

© KOHA-Verlag GmbH Burgrain
Alle Rechte vorbehalten
2. Auflage 2010
Lektorat: Anna Cavelius
Umschlag: HildenDesign, München
Autorenfoto: Susie Knoll
Gesamtherstellung: Karin Schnellbach
Druck: CPI, Moravia
ISBN 978-3-86728-114-0

Inhalt

Feedback   9

Abnehmen beginnt im Kopf und zeigt sich
dann im Körper   11
    Die Wandlung aus biologischer Sicht   22
    Nutze die Kraft von Affirmationen   32

Schlüssel 1: Wandle deine Wünsche in Ziele   45
    Abnehmen ist eine Frage der richtigen Ziele   45
    Finde den richtigen Zeitpunkt   53

Schlüssel 2: Mach dir bewusst, was du isst   55
    Bring den Verstand auf deine Seite   55
    Notiere alles, was du isst   59

Schlüssel 3: Transformiere deine alten,
negativen Überzeugungen   66
    Ohne die richtigen, positiven
    Überzeugungen bleibt alles beim Alten   66
    Transformiere deine alten Überzeugungen   76
    Welche Überzeugungen hast du über das
    »Abnehmen«?   91
Schlüssel 4: Denk dich schlank   94
    Identifiziere dich mit deiner Traumfigur   94

Male dein ganz persönliches Wunschbild 96
Tu so, als ob 104
Erzeuge Vorfreude in dir 114
*Entdecke in jedem schlanken Menschen
dich selbst* 120
Alles ist mit allem verbunden 123

Schlüssel 5: Transformiere deine alten,
negativen Gewohnheiten 129
   Leg Pausen beim Essen ein 134

Schlüssel 6: Betrachte dich mit den
Augen der Liebe 148
   Der Wunsch nach Schönheit 148
   *Übung zur Schönheit –
Die Spiegelmeditation* 153

Schlüssel 7: Rede mit deinem Körper
nur positiv 174
   Kommuniziere mit deinem Körper 174
   *Sätze, die dir schwerfallen, sind deine
Schlüsselsätze* 183
   Regelrecht erzogen zur falschen Ernährung 192

Schlüssel 8: Nutze die Drei-Fragen-Technik 199
   Frage 1: Habe ich Hunger? 199

Frage 2: Warum esse ich? 200
Frage 3: Bin ich schon satt? 202

Schlüssel 9: Schaffe dir essfreie Zonen 204

Schlüssel 10: Mach dein Umfeld schlanker 212
Wie innen, so außen 212
Mach deine Wohnung schlanker 214

Schlüssel 11: Bewerte andere nicht wegen
ihres Gewichts 226

Wenn die Seele hungert, isst der Körper 231

24 Punkte, um Erfolg beim Abnehmen
zu haben 238

Ich freue mich über jede neue
Wunschgeschichte von euch! 242

Quellennachweise 249

Feedback

»Ich bin total happy mit drei Kleidergrößen weniger.«

»Nach vier Monaten wog ich 17 Kilo weniger!«

»Ich brach in totalen Jubel aus und hüpfte nackt durchs Badezimmer.«

»Der Gewichtsverlust setzte sehr schnell und kontinuierlich ein.«

»Ich begann mir mein Traumgewicht zu wünschen. Von da an ging das Abnehmen fast wie von selbst.«

»Mein Wunsch ging in Erfüllung. 44 Pfund weniger!«

»Manchmal ist es so einfach, dass man schon verrückt werden könnte.«

»Einfach nur danke. Weil ich so glücklich bin.«

»Von da an purzelten die Pfunde. Kilo für Kilo. Ich fühlte mich unendlich befreit.«

»*Erfolgreich wünschen* hat funktioniert!«

Abnehmen beginnt im Kopf und zeigt sich dann im Körper

Wir alle haben feste Vorstellungen davon, wie gewisse Dinge ablaufen sollen. Wir sind sogar überzeugt davon, dass sie nur so, auf diese Weise ablaufen können, ja sogar müssen. Und weil wir so felsenfeste Vorstellungen haben, schaffen wir es meist nicht, von eingefahrenen Gleisen abzuweichen.

Feste Vorstellungen sind nichts anderes als Überzeugungen. Überzeugungen wiederum sind die wahren Schöpfer unseres Lebens.

Durch unsere Überzeugungen erschaffen wir unsere Realität.

Was aber, wenn du nun die falschen Überzeugungen über deinen Körper, das Essen und das Abnehmen hast?

Seit vielen Jahren berichte ich nun in meinen Vorträgen und Seminaren, wie man allein durch Gedankenkraft auf sehr leichte und äußerst effektive Weise abnehmen kann. Seit ebenso vielen

Jahren erreichen ganz viele Menschen auf diese Weise ihr Wunschgewicht. Und was noch wesentlich bedeutender ist: Sie halten ihr Traumgewicht auch. Und das langfristig. Der gefürchtete Jo-Jo-Effekt bleibt aus.

Und da nichts überzeugender ist als der Erfolg anderer, werde ich auch immer wieder einige von diesen Menschen mit *erfolgreich gewünschten* Traumfiguren zu Wort kommen lassen.

Lieber Pierre,
herzlichen Dank. Ich war fest davon überzeugt, dass auch ich es schaffe, mein »angesammeltes« Übergewicht loszuwerden.
Nach knapp einem Jahr habe ich 25 Kilo weniger, die ich nicht mehr mit mir herumschleppen muss! In der Zwischenzeit habe ich all Ihre Bücher gelesen und weiß, dass ich noch weitere fünf Kilo schaffe. Dann habe ich mein Ziel erreicht! Ich fühle mich fit und munter und rundum gesund!
Liebe Grüße aus der Schweiz,
Irène

**Auch du kannst abnehmen,
spielerisch und leicht.**

Das glaubst du nicht? Vielleicht bist du im Moment davon überzeugt, dass Abnehmen allein durch Gedankenkraft unmöglich ist. Dann ist das deine Überzeugung. Daran ist nichts falsch oder richtig, nichts gut oder schlecht. Es ist einfach deine Überzeugung. Diese feste Überzeugung hat allerdings Konsequenzen, denn genau danach wird sich dein Leben ausrichten und entwickeln. Denn alles, alles geschieht nach deiner Überzeugung.

**Was aber, wenn deine Überzeugungen
auf falschen Tatsachen und Informationen basieren?**

Mit Sicherheit wirst du beim Lesen des Buches öfter feststellen, dass dein Verstand mit Gegenwehr reagiert. Kein Wunder. Dein Verstand kennt es nicht anders. Bisher ist er von einem völlig anderen Aufbau der Wirklichkeit ausgegangen. Sei also nicht überrascht, wenn er anfangs auf Abwehr geht.

Das erkennst du daran, dass du so einiges in diesem Buch entweder nicht verstehst, nicht glaubst, es ignorierst oder vielleicht sogar ins Lächerliche ziehst.

Was immer dein Verstand dir weismachen will, es ist längst wissenschaftlich bewiesen:

**Wir können allein
durch unsere Überzeugungskraft abnehmen
und unser Traumgewicht erreichen.**

Natürlich können wir durch unsere Überzeugungen auch gewaltig an Gewicht zulegen. Darin sind die meisten von uns übrigens sehr erfolgreich.

Die Frage ist also einzig und allein: Was sind deine Überzeugungen? Und wie kannst du sie beeinflussen?

Deswegen werden wir in diesem Buch vieles anders machen, als du vielleicht erwartest, und dabei wirst du wahrscheinlich viele irreführende Überzeugungen loslassen.

Denn richtiges Abnehmen beginnt immer zuerst im Kopf und zeigt sich dann im Körper. Nicht umgekehrt.

Die meisten Diäten wollen uns weismachen, dass wir das Falsche essen und wir nur unser Essverhalten zu ändern brauchen, und schon werden wir schlank. Leider stimmt das nicht.

Denn es gibt Gründe, warum wir im Lauf der Zeit so viele Pfunde zugelegt haben. Gewichtige

Gründe. Wenn wir uns diese Gründe nicht ansehen und die alten Programme nicht ändern und transformieren, dann können wir uns so lange quälen, wie wir wollen, und unendlich viele Kilos verlieren – wir werden schon bald wieder wesentlich mehr auf die Waage bringen.

Untersuchungen besagen, dass inzwischen fast jeder dritte Deutsche bereits eine oder mehrere Diäten hinter sich hat. Ohne Erfolg. Meist sind die Abnehmwilligen anschließend gewichtiger als vorher. Und auch frustrierter. Sie fühlen sich nun auch noch als willensschwache Versager.

**Diäten machen uns nicht nur dicker,
sondern rauben uns auch noch unser
Selbstwertgefühl.**

Wie oft kamen in den letzten Jahren Freunde und Bekannte auf mich zu und erzählten strahlend, dass sie jetzt die absolute Superduper-Diät gefunden hätten. Nach sechs Monaten hatten sie meist mehr Kilos auf den Hüften als zuvor.

**Es ist fast so, als gäbe es ein
geheimes Programm in uns, das etwas anderes will.**

Dieses Programm gibt es wirklich!

Der Hinweis so mancher Diät, doch einfach weniger zu essen, ist deshalb nicht sehr hilfreich, da wir ja gerade das gerne tun würden, – wenn wir nur könnten. Wir können aber nicht. Wir haben Heißhunger, essen unbewusst oder völlig gedankenlos und schaffen es einfach nicht, uns zurückzuhalten. Auch das ist kein Wunder. Wir reagieren auf Impulse unseres Gehirns.

Unser Essverhalten wird durch das Gehirn gesteuert.

Der Vorschlag, weniger zu essen, greift daher viel zu kurz, da wir an die Impulse unseres Verstandes gebunden sind.

Dicksein ist kein Ausdruck mangelnder Willenskraft, sondern eines falschen Programms in unserem Gehirn.

Wir können uns vornehmen, was wir wollen. Solange unser Verstand all unsere Vorhaben wieder außer Kraft setzt, haben wir keine Chance, unseren Körper nach unseren Wünschen zu verändern.

Die einzig wirklich wichtige Frage, die uns beschäftigen sollte, ist die, warum unser Verstand uns zwingt, mehr zu essen, als wir eigentlich benötigen.

**Vergiss alle Diäten und all das,
was du bisher über das Abnehmen geglaubt hast.**

Abnehmen kostet jedenfalls kein Geld, du musst auch keine speziellen Medikamente zu dir nehmen, keine überteuerten Tabletten kaufen, die nur den Hersteller reich machen, keine Präparate schlucken und keine Online-Kurse besuchen. Du musst dich auch nicht auf Mangelernährung einstellen, nicht mit 500 Kalorien am Tag auskommen und nicht fünf Liter Wasser am Tag trinken. Nichts davon. Schluss mit all den Abmagerungskuren! Du brauchst keine faden Diäten mit langweiligen Gerichten zu dir zu nehmen, dich nicht einseitig nur mit Ananas, Reis oder Molkeprodukten zu ernähren.

Seit vielen Jahren nehmen nun Menschen nach dem »Wünsch-dich-schlank-Prinzip« ab. Und das Beste: Sie halten ihr Gewicht. Deswegen ist alles, was du in diesem Buch lesen wirst, keine reine Theorie, sondern etwas, das bei vielen Menschen bereits bestens funktioniert hat. Genau genommen entstand dieses Buch auf Drängen dieser Menschen, die mich baten, dieses Wissen nicht nur in meinen Seminaren, sondern auch in einem Buch mitzuteilen.

Ganz gleich, welche Überzeugung du also jetzt im Moment hast, dieses Buch wird »neue«, andere Erfahrungen in dir reifen lassen, obwohl sie in Wahrheit gar nicht so neu sind. Denn alles, was ich hier schreibe, kennst du bereits. Du hast es nur vergessen, so wie ich es vergessen hatte.

Vielleicht hast du in der Vergangenheit auch nur die falschen Annahmen für richtig gehalten.

Hallo, lieber Pierre,

ich bin sooo froh und dankbar. Ich habe Sie im November in Bad Pyrmont erleben dürfen! Und da habe ich fleißig mitgeschrieben und die Anregungen von Ihnen umgesetzt. Nun bin ich nicht nur glücklich und gesund, sondern habe in drei Monaten 13 Kilo abgenommen, ohne Mühe.

Danke, danke, danke!

Ihre Tatje

Abnehmen ist einfach.
Genau genommen die leichteste Sache der Welt.
Man muss nur wissen wie.

Die Vorstellung, dass wir uns beim Abnehmen quälen müssten, ist eigentlich belustigend.

Schließlich müssen wir uns ja auch nicht quälen, wenn wir unseren Körper überfordern und ihn künstlich mästen und aufblähen.

Wenn also dick werden so einfach ist – uns also etwas völlig Unnatürliches und Ungesundes leichtfällt –, ist schlank werden – also etwas, auf das wir uns jetzt schon freuen können – wesentlich einfacher und leichter.

Das glaubst du nicht?

Genau das ist bereits eine feste althergebrachte Überzeugung. Und wie wir noch erfahren werden, geschieht alles einzig und allein nach unseren Überzeugungen.

Allerdings: Die meisten Überzeugungen sind unbewusst.

Lieber Pierre!

Vor zwei Jahren wurde ich gegen eine schwere Infektion monatelang mit Medikamenten behandelt, die unter anderem Übelkeit und Muskelabbau zur Folge hatten. Ich nahm zehn Kilo ab. Da ich grundsätzlich meine Ernährungsgewohnheiten nicht geändert hatte, befürchtete ich, dass ich nach der Genesung das verlorene Gewicht schnell wieder zulegen würde. Das wollte ich verhindern. Mein Ziel war, jetzt so schlank zu bleiben, aber die verlorene Muskelmasse wieder aufzubauen.

Kaum wieder gesund, achtete ich penibel auf meine Ernährung. Das nahm bald ziemlich neurotische Formen an, und in meinem Umfeld begann man, über meine Bemühungen den Kopf zu schütteln.

Das war aber nicht alles: Trotz Ernährungsplan und Training nahm ich zu! Ich wurde ganz panisch. Ich war total verunsichert und gefangen im Stress rund ums Kalorienzählen, Trainieren, Kontrollieren.

Ich wollte endlich wieder mit Genuss essen, ein gesundes Gefühl dafür haben, was mir guttut und was nicht, die Mengen einschätzen können, damit das Kalorienzählen und die ewigen Aufzeichnungen ein Ende hätten.

Schließlich bat ich das Universum um Unterstützung. Ich formulierte folgenden Wunsch:

»Ich bin jetzt immer wohlgeformt, schlank und gesund und genieße alles, was ich esse.«

Zusätzlich visualisierte ich, wie gut ich aussehe in meinen schicken neuen Kleidern, und brachte mich dabei stets in freudige Stimmung.

Trotz anfänglicher Schwierigkeiten gelang es mir jeden Tag besser, meine Befürchtungen loszulassen und meinem Körpergefühl zu vertrauen.

Ich habe zehn Kilo abgenommen und halte seit einem Jahr nun stressfrei mein Gewicht.

Die Entscheidung, mich an mein höheres Ich zu wenden, war das einzig Richtige; so habe ich wieder zu mir gefunden.

Danke, Universum, für mein neu gewonnenes Körpergefühl!

Liebe Grüße

Silvia

All das, was du in diesem Buch zu lesen bekommst, hat bereits vielen Menschen geholfen abzunehmen. Und zwar dauerhaft. Mich eingeschlossen.

Wie wäre es, wenn zur Abwechslung
einmal du an die Reihe kommen würdest?

Was wir in diesem Buch tun werden, ist Folgendes: Wir werden ...

- den *Verstand* ein bisschen auf unsere Seite bringen, damit er nicht länger gegen uns arbeitet;
- alte, schädliche *Programme* aufspüren und transformieren und neue, nützliche *Programme* aufbauen;
- alte, schädliche *Überzeugungen* aufspüren und transformieren und neue, nützliche *Überzeugungen* aufbauen;

21

- alte, schädliche *Gewohnheiten* aufspüren und transformieren und neue, nützliche *Gewohnheiten* aufbauen.

Und ja – all dies geht spielerisch und leicht!

Affirmationen
☆ Abnehmen ist leicht und macht Spaß.
☆ Ich erschaffe durch die Kraft meiner Gedanken genau den Körper, den ich will.

Die Wandlung aus biologischer Sicht

Wie ist es überhaupt möglich, dass wir durch pure Gedankenkraft abnehmen können?
Alle Zellen in unserem Körper erneuern sich alle sieben Jahre. An manchen Stellen sogar wesentlich öfter und schneller. Manche erneuern sich monatlich, andere sogar täglich. Beständig sterben alte Zellen ab und neue werden gebildet.
Das bedeutet, dass spätestens alle sieben Jahre unser Körper im Grunde vollständig ausgetauscht ist. Jeder Baustein, jedes Organ, jede Zelle, ob unsere Haut oder unser Herz oder unsere Nase – nach sieben Jahren sind alle einzel-

nen Bestandteile unseres Körpers wieder komplett neu.

In welcher Richtung sich unsere Zellen austauschen sollen und mit welcher Information sie ihre Arbeit beginnen, entscheiden immer nur wir. Und zwar durch unsere Gedanken.

Durch die neuesten Erkenntnisse der Quantenphysik, der Quantenbiologie, der modernen Mathematik und der Epigenetik[1] tritt immer deutlicher zutage, dass es stets die Kraft der menschlichen Überzeugungsmuster ist, die uns zu dem werden lässt, was wir zu sein glauben: von der Gesundheit bis zur Krankheit, von der Immunabwehr bis zu unserem Hormonhaushalt, von unseren Selbstheilungskräften bis zu unserer Glücksfähigkeit.

Untersuchungen zeigen sogar, dass wir mit unseren Überzeugungen nicht nur unser eigenes Leben beeinflussen, sondern auch unserem Körper eine neue Form geben können. Die Wissenschaft hat erst vor Kurzem in diesem Zusammenhang etwas sehr Erstaunliches nachgewiesen.

Menschliche Gefühle und Überzeugungen beeinflussen die Form der DNA.

Das HeartMath Institute in Kalifornien erforschte die Auswirkungen von reinen Gefühlen und

Überzeugungen auf unser Erbgut (DNA). Die Wissenschaftler Glen Rein und Rollin McCraty nahmen dazu Untersuchungen an menschlicher DNA vor.[2]

Die Ergebnisse waren absolut beeindruckend und nicht zu ignorieren. Obwohl alle Wissenschaftler bis dato eine Wirkung von Gedanken auf die DNA bezweifelten, konnten sie etwas beobachten, das es nach den bisherigen physikalischen Gesetzen gar nicht geben durfte, aber inzwischen längst zu einer wissenschaftlich belegten Tatsache wurde:

Unsere Gedankenkraft hat einen sehr tiefgreifenden Einfluss auf unsere DNA.

Für unseren Verstand ist das schwer fassbar. Nach dem bisherigen Wissensstand wurde uns beigebracht, dass die DNA unveränderbar sei: Wir werden mit ihr geboren und nichts – außer massiven Eingriffen – könne sie beeinflussen oder gar verändern. Und nun gilt es als erwiesen, dass unser Erbgut durchaus veränderbar ist und sogar auf sehr subtile energetische Schwingungen reagiert!

Spanische Forscher haben nun sogar festgestellt, dass die DNA viel komplexer aufgebaut ist, als wir bisher annahmen. Moderne Molekularbiologen haben erforscht, dass über der Information, die sich in der DNA als Code befindet, weitere Schichten von Codes liegen. Sie lagern übereinander und beeinflussen sich ständig gegenseitig. Der Informationsfluss ist dabei immer bidirektional, das heißt, er funktioniert nach beiden Seiten.

**Die DNA ist gar nicht so stabil,
wie wir alle geglaubt haben.**

Die verschiedenen Schichten und Gene überlappen sich.
Forschungen an eineiigen Zwillingspaaren zeigten darüber hinaus, dass sich die bei der Geburt völlig identische DNA eines Zwillingspaares im Laufe ihres Lebens verändert und sich voneinander zu unterscheiden beginnt.
Die DNA ist nicht mehr nur ein langer Strang aus Nukleotiden in Form der berühmten Doppelhelix.
Die DNA ist umgeben von anderen Genen, die mit ihren Informationen den Hauptstrang der DNA – die sogenannte Alpha-Helix – ständig beeinflussen.[3]
Der Zellbiologe Bruce Lipton[4], der an der medi-

zinischen Fakultät der Universität von Wisconsin und als Forscher an der Stanford Universität arbeitete, bewies durch seine Studien, dass unser Denken und Fühlen bis in jede einzelne unserer Zellen hineinwirkt.

Seine bahnbrechenden Erkenntnisse über die Zellmembran machten ihn zu einem Pionier der neuen Wissenschaft der Epigenetik.

Als wir ihn für unsere Arbeit zu unserem Film »Das Gesetz der Resonanz« interviewten, erklärte er, dass sowohl unser persönliches Leben als auch unser kollektives Dasein durch die Verbindung zwischen innen und außen, zwischen Geist und Materie gesteuert wird. »Die biochemischen Funktionen unseres Körpers zeigen, dass unser Dasein weniger von der DNA bestimmt wird als von unserer Denk- und Lebensweise.«

Denn unsere DNA baut zwar unseren Körper auf, aber wir beeinflussen den Aufbau unserer DNA und geben ihr die Richtung vor.

Da die DNA den Code zu unserem Bauplan enthält, können wir folgerichtig auf unseren künftigen Bauplan Einfluss nehmen.

Und zwar durch unsere Gedanken, Gefühle und Überzeugungen. Für viele von uns scheint dies eine völlig neue Erkenntnis zu sein. In Wahrheit ist dieses Wissen schon uralt.

Das was du heute denkst, wirst du morgen sein.
BUDDHA

Die moderne Hirnforschung bestätigt nun durch ihre neuesten Ergebnisse ebenfalls, dass es eine sehr intensive Wechselwirkung zwischen unseren Gedanken, unserem Gehirn und unserem Körper gibt. Auch hier kommt man seit Langem zu der Erkenntnis, dass Gedanken unseren Körper verändern können.

Auf welche Weise die betreffenden biochemischen Informationen ablaufen und sich letztendlich auf den Körper auswirken, können wir zum Beispiel an dem Zustand von Angst betrachten.

Wenn man sich für längere Zeit in einem Angstzustand befindet, verändert sich die gesamte Physiologie. Das wissen wir schon länger. Es kommt zu chronischen Erkrankungen, Verspannungen und vielen anderen körperlichen Symptomen.

Die moderne Hirnforschung hat aber nun etwas wesentlich Tiefgreifenderes nachgewiesen, und zwar Folgendes: Bei länger anhaltenden Gefühlszuständen kommt es zu einer Neuordnung der dafür zuständigen Nervenzellverbindungen im Gehirn.

Und das ist sehr wesentlich. Denn dadurch entstehen neue Zuordnungen in dem dafür zuständigen Bereich des Gehirns. Das Gehirn baut sich also um und sendet andere Hormone und Neurotransmitter aus, sogenannte Katecholamine, und verändert durch die permanente Ausschüttung von Katecholaminen die Strukturen und die Funktionen von Organen.

Das heißt, das Gehirn reagiert zum Beispiel auf unsere Sorgen und Ängste, auf Glücksgefühle und Euphorie – also auf alle unsere Gefühle und Überzeugungen – und bringt unseren Körper durch die Ausschüttung von anderen, neuen Katecholaminen dazu, sich zu verändern.

Inzwischen hat man nun nachgewiesen, dass sich durch diese Signalstoffe sogar die Zellen verändern können. Bei Gefühlen von Angst und ständiger Sorge werden vom Gehirn unter anderem der Neurotransmitter Dopamin und das Stresshormon Kortisol ausgesendet. Das Gehirn ist auf diese Weise sogar in der Lage, ganze DNA-Sequenzen stillzulegen oder neue Genprodukte zu schaffen, indem es Teile von anderen DNA-Strängen kopiert.

Unser Gehirn ist in der Lage, die Struktur und die Funktionen unserer Zellen zu verändern.

Und zwar ausgelöst durch unsere Gedanken, Gefühle und Überzeugungen. Sobald die Angstzustände nachlassen und wir vorrangig andere Gefühle entwickeln, baut unser Gehirn den Körper wieder um.

Unser Gehirn ist also formbar und wie wir später noch sehen werden, verändert es sich sogar physisch, es wächst oder schrumpft, je nach Beschaffenheit unserer Gedanken und Überzeugungen.

- Unsere Gedanken formen unser Gehirn.
- Unser Gehirn formt unseren Körper.
- Gehirn und Körper beeinflussen sich gegenseitig.
- Wenn wir beginnen, anders zu denken, zu fühlen oder wahrzunehmen, und zu neuen Überzeugungen kommen, entsteht mithilfe unseres Gehirns ein anderer Körper, der sich exakt nach unseren neuen Vorstellungen ausrichtet.

Sehr geehrter Herr Franckh,
meine Mutter und ich sind wirklich sehr begeistert von Ihren Büchern. Vor allem bei mir sind schon einige Wünsche in Erfüllung gegangen, z.B. ein komplett bezahlter Urlaub, und ich bin mit 22 Jahren noch 2,5 Zentimeter gewachsen.
Einfach super!
Liebe Grüße – und danke!
Kathrina

Die wahren Grenzen existieren nur in unserem Kopf. Ansonsten liegt ein Reich unbegrenzter Möglichkeiten vor uns. Und das Wunderbare ist, dass wir mit dieser Aussage nicht länger allein auf unseren Glauben oder auf reine Mutmaßung angewiesen sind. Denn diese Aussage wird nun auch von der Wissenschaft bestätigt.

»Die Wissenschaft weiß längst, dass die Gene auf die Signale vom Gehirn reagieren. Diese Signale beeinflussen die Zellen und bewirken eine Änderung der genetischen Kodierung.«
BRUCE LIPTON, ZELLBIOLOGE

»Gefühle und Überzeugungen verändern die Struktur der DNA.«
GREGG BRADEN[5]

Mit unserer Gedankenkraft und unseren Gefühlen haben wir die Möglichkeit, alle Veränderungen in unserem Leben vorzunehmen, die wir uns so sehr wünschen.

Wir können mit unseren neuen Überzeugungen sogar unsere DNA verändern, unsere Selbstheilungskräfte anregen, einen schlanken, wundervollen Körper bekommen und all das erreichen, was uns möglich erscheint.

Unmöglich ist nur das,
was wir für unmöglich halten.

Wenn unsere Gedanken und Überzeugungen einen solchen Einfluss auf unseren Körper und unsere Zellen haben, sollten wir uns dieses kraftvolle Instrument zunutze machen. Wie wäre es zum Beispiel, durch unsere Gedankenkraft und unsere Überzeugungen auf unser Körpergewicht Einfluss zu nehmen? Sehr gut geht das zum Beispiel mit Affirmationen.

Allein durch unsere Gedanken und Überzeugungen
beeinflussen wir die Struktur unserer DNA.

Lieber Pierre,

auch ich habe, ganz überzeugt wissend und anwendend, dass das Wünschen selbstverständlich klappt, vor ca. 1 1/2 Jahren damit begonnen, mir immer wieder aufzuschreiben und oft zu sagen: »Ich wiege 56 Kilo. Mein Körpergewicht beträgt 56 Kilo.« Ich habe mein Wunschgewicht so notiert, als hätte ich es schon erreicht. Die gleichbleibende Zahl des Wunschgewichts, stets im Präsens (Gegenwartsform) geschrieben und gesprochen – so über einige Tage oder Wochen –, brachte das Ergebnis, dass meine Waage bald dauerhaft (nach ca. acht Wochen) mein Wunschgewicht anzeigte, und dies bis heute. Ich kann nur jeden ermutigen, das Sprechen und Schreiben dieser zwei Sätze täglich wirklich dauerhaft so durchzuführen. Es ist ja kaum ein Aufwand, und es steckt keine besondere Diät dahinter, jedoch wahrer Erfolg!

Viel Erfolg wünscht Euch

Jana

Nutze die Kraft von Affirmationen

Affirmationen sind positiv formulierte Sätze, die man beständig wiederholt – wie ein Mantra. Es sind Bejahungen, die unsere Lebensziele verstärken.

Doch in Wirklichkeit bewirken sie wesentlich mehr. Mit Affirmationen bauen wir wohl am schnellsten das ideale Resonanzfeld für unsere Wünsche auf und programmieren unser Gehirn gezielt um.

**Affirmationen sind Befehlssätze
für deinen Verstand und deine DNA.**

Affirmationen, die immer und immer wieder gedacht oder gesprochen werden, wandern tief in unser Unterbewusstsein und verändern unsere gesamte Grundeinstellung sowie unsere Hirnfunktion.

Und das ist der tiefere Sinn von Affirmationen. Der Verstand beginnt, alte Programme aufzulösen und neue zu ordnen. Wir ersetzen also unsere bis jetzt eher sabotierenden, negativen Muster und Überzeugungssätze mit neuen, positiven Überzeugungen.

Wesentlich ist dabei nur, dass wir unseren Affirmationen absoluten Glauben schenken: Wir müssen sie mit Haut und Haaren *fühlen*. Denn in unserem Leben entwickelt sich nur das, was wir auch *wirklich fühlen und glauben*.

Lieber Pierre,

Es ist genial! Seit Februar habe ich mir mein Wunschgewicht gewünscht und vorgestellt. Das weiß ich so genau, weil ich es mir in mein Wunschbuch geschrieben habe.

Fast jeden Morgen habe ich immer wieder diesen Wunsch wie ein Mantra heruntergesungen.

Im April ging es plötzlich los. Ich merkte, dass sich gewichtsmäßig etwas veränderte.

Dieses Mal nach unten, wie gewünscht. Inzwischen habe ich 6 Kilo abgenommen und bin fast bei meinem ersten Ziel angelangt. Ich bin überglücklich. Ich habe immer fest daran geglaubt, dass ich es schaffe.

Alles Liebe

Anja

Jede Affirmation sollte dir ein warmes, angenehmes und sicheres Gefühl schenken.

Wenn du merkst, dass Ängste hochkommen oder du dir selbst nicht glaubst, ändere deinen Wunschsatz so lange ab, bis du ihn widerstandslos denken und sagen kannst. Suche dir einfach diejenigen Affirmationen heraus, die sich für dich am besten *anfühlen* und bei denen du am wenigsten Widerstand spürst.

Der Satz »Ich bin liebenswert« fällt zum Beispiel vielen Leuten unglaublich schwer. Viel zu lange war man vielleicht im bisherigen Leben vom Gegenteil überzeugt und bekam dies von anderen Menschen ununterbrochen gespiegelt.

Bevor man sich selbst mit Affirmationen überfordert und durch Selbstzweifel eine gegenteilige Schwingung erzeugt, kann man sich diesem Satz auch schrittweise annähern. »Ich mag mich« oder »Ich mag mich immer mehr« könnte solch eine Aussage sein, die sich wesentlich kraftvoller anfühlt und keine inneren Widerstände erzeugt.

Ich möchte auch noch kurz auf die Wichtigkeit der richtigen Wortwahl eingehen, denn bereits bei der Formulierung werden meistens die größten Fehler gemacht.

Warum ist die richtige Wunschformulierung überhaupt so entscheidend? Ganz einfach, weil durch die Formulierung eine ganze Reihe von Ereignissen entsteht.

Die Wirkung von Affirmationen

- Wir kommunizieren mit unserem Körper durch unsere Gedanken und unsere Überzeugungen.
- Jeder Affirmationssatz ist wie ein ausgesandter Befehl an das Unterbewusstsein.

- Affirmationssätze wandeln deine alten Überzeugungen.
- Diese neuen Überzeugungen werden von deinem Herzen und deiner DNA übernommen.
- Deine DNA richtet ihren Bauplan nach deinen Überzeugungen aus.

Wunschsätze oder Affirmationen helfen uns also nicht nur, unser Bewusstsein auf ein Ziel zu fokussieren, sondern sie wirken auch auf unser ganzes Wesen ein. Wir verändern unseren Glauben in Richtung unseres Wunsches und senden diesen als gebündelte Energie an unseren Körper.

Natürlich möchten wir, dass es auch die richtigen Überzeugungen sind. Hier in aller Kürze die wesentlichsten Hinweise, die dabei zu beachten sind:

- *Wünsche immer in der Gegenwartsform,* nie in der Zukunftsform: »Ich bin schlank«, und nicht: »Ich *will* schlank sein.« Sonst schaffst du den Zustand von *etwas wollen* und nicht von *etwas sein.*

  Denn der Wunsch »Ich will schlank sein« ist ja bereits eingetroffen. Wenn du dir das bereits wünschst, wirst du morgen noch immer schlank sein wollen.

Die Gegenwartsform »Ich bin schlank« dagegen bedeutet für dein ganzes Zellsystem: Jetzt wandelt sich jede einzelne Zelle deines Körpers um. Ganz dem neuen Befehl entsprechend.

- *Streiche die Wörter »nicht« und »kein« aus deinen Wunschformulierungen.*

Allein der Gedanke an »Nicht-Erschaffen« erschafft das Unerwünschte, weil wir daran angstvoll denken. Etwas vermeiden zu wollen, geht also nicht. Alles was wir vermeiden wollen, ziehen wir in unser Leben, weil wir die gedankliche Energie dorthin führen.

Negativ formulierte Gedanken ziehen also genau die Ereignisse an, die wir verhindern wollen. »Ich will nicht dick sein« bedeutet übersetzt für unser Unterbewusstsein: »Ich will dick sein.«

Denn obwohl wir es nicht wollen, entsteht in unseren Gedanken und Gefühlen erst einmal das Bild von Dicksein. Denn wir können nicht etwas *nicht* entstehen lassen. Wir können immer nur etwas erschaffen und nicht etwas *nicht* erschaffen.

Wir müssen uns also mit der positiven Entsprechung beschäftigen. Denk beim Wünschen deshalb immer nur an dein Ziel. Und

nicht daran, von welchem Zustand du weg-
kommen möchtest.

- *Formuliere klar, knapp und präzise.*
Je genauer du deinen Wunsch formulierst, des-
to genauer wird deine Bestellung umgesetzt.
Je präziser und kürzer du dich ausdrückst des-
to mehr bist du gezwungen, zum eigentlichen
Kern deines Wunsches vorzudringen.

- *Ganz wesentlich ist auch die Emotion,* die wir
im Erreichen unseres Zieles haben wollen.
Formuliere also auch das Gefühl, das du erreichen willst, wenn sich dein Wunsch erfüllt. Sonst kann es dir wie Beate ergehen, die
mir auf einem Workshop in Zürich folgende
Geschichte erzählte:

Ich verliere 5 Kilo

Meine Tochter hatte sich gewünscht, dass sie
fünf Kilo verlieren würde. Der Wunsch erfüllte
sich. Ziemlich genau sogar. Leider.
Am nächsten Tag verlor meine Tochter ihre Ta-
sche. Und die wog fast exakt fünf Kilo. Nun ja, sie
konnte sich nicht beklagen. Ihr Wunsch wurde
artig und schnell ausgeführt.

Bei einem meiner Vorträge berichtete mir eine
Frau etwas wirklich Außergewöhnliches:

Nackt bin ich wunderbar anzusehen

Sie erzählte mir, dass sie lange nach der richtigen Formulierung gesucht hatte. »Ich nehme ab« gefiel ihr nicht, da sie dann wahrscheinlich immer zu- und wieder abnehmen würde. »Ich bin dünn« mochte sie ebenfalls nicht, aus Sorge, dann vielleicht dürr zu sein.

Schließlich gefiel ihr der Satz: »Nackt bin ich wunderbar anzuschauen. Ich gefalle und werde gerne gesehen.«

Diesen Satz wiederholte sie immer wieder in Gedanken. Und tatsächlich. Sie fühlte sich sehr rasch schlanker und gefiel sich immer mehr.

Zu diesem neuen Gefühl gehörten natürlich auch neue Kleider. Also ging sie in einen schicken Klamottenladen und probierte viele neue Sachen an. Darunter natürlich auch einen Bikini, den sie »hoffentlich bald« zu tragen gedachte.

Als sie gerade splitterfasernackt vor dem Spiegel stand und das Höschen anziehen wollte, blieb außen jemand mit einem Berg von Kleidern am Vorhang hängen. Er öffnete sich und sie war für viele erstaunte Augen in aller Deutlichkeit und purer Nacktheit zu sehen.

Ihr Satz hatte sich erfüllt. »Nackt bin ich wunderbar anzuschauen. Ich gefalle und werde gerne gesehen.«

Und da wir gerade bei den falschen Formulierungen sind, gibt es noch eine nette Wunschgeschichte:

Die Waage zeigt 58 Kilo

Ein scheinbar richtiger Wunsch, den Monika so formuliert hatte: »Ich lese auf meiner Waage 58 Kilo.« Das war das Gewicht, das sie erreichen wollte. Sie stellte sich auch vor, dass sie selbst auf der Waage stehen würde und nicht jemand anders. Scheinbar alles richtig. Oder doch nicht? Ihr Wunsch erfüllte sich jedenfalls bereits am nächsten Tag: Im Bad fiel ihr eine Wasserflasche herunter und krachte mit lautem Getöse auf die Waage. Und was stand da? 58 Kilo. Die Waage war kaputt und zeigte von da an immer 58 Kilo an.

So werden Affirmationen angewandt

- Sprich deine Affirmation stillschweigend in deinen Gedanken oder laut rezitierend aus und spüre in jedem Moment die Zuversicht, die dadurch in dir entsteht.
- Setze keinen Druck, sondern Freude hinter deine Affirmationen. Druck erzeugt nur Gegendruck.
- Sei entspannt und voller Vertrauen.

- Fühle nun einfach die Kraft und Energie der Verwirklichung. Auf diese Weise änderst du das ganze Gefüge in deinem Denken und schwingst immer besser mit deinem Wunsch in Resonanz. Du wächst regelrecht in deinen Wunsch hinein. Du wirst immer mehr zu deinem Wunsch.

Wahrscheinlich werden dir deine Affirmationen sogar zunächst befremdlich vorkommen oder gar auf Ablehnung stoßen. Das ist *verständlich*. Dein Verstand ist auf Übergewicht programmiert. Ihm gefallen diese Sätze nicht.

Verwechsle deine tiefere Wahrheit nicht mit dem Geplapper deines Verstandes.

Wir sind auf dem Weg zu deiner tieferen inneren Wahrheit. Und auf diesem Weg werden wir Dinge tun, die deinem Verstand lächerlich, unmöglich oder falsch erscheinen.
Das macht nichts. Du brauchst diese Sätze auch nicht zu verstehen. Sondern nur zu spüren.
Ach, und tue es bitte mit einem Lächeln. Wenn wir lächeln, können wir keine negativen Gedanken haben.

Lieber Pierre,

ich hatte in diesem Sommer sehr viel am Bauch zugelegt (ich passte in keine meiner Hosen mehr). Keine Diät hat mir auf Dauer geholfen, bis ich mir einige Affirmationen selbst »gebastelt« habe:

»Ich nehme jeden Tag ab, egal, was ich esse, und so, dass ich gesund bleibe. Mein Bauch ist flach und schön auf Dauer. Ich liebe meinen Körper.« Es hat Wunder gewirkt. Wenige Wochen danach war mein Bauch schön und flach.

Als NLP-Master[6] wusste ich, wie das Unterbewusstsein funktioniert, und mir war klar, dass Affirmationen der sichere Weg zum Abnehmen auf Dauer sind. Ich freue mich.

Liebe Grüße
Laura

Lieber Pierre,

ich habe mir nach dem Lesen Deiner Bücher viele Gedanken gemacht und habe mir zu einigen Dingen in meinem Leben Affirmationen notiert. Beim Thema Abnehmen habe ich geschrieben:

»Ich wiege zwischen 46 und 48 Kilogramm und fühle mich dabei wundervoll. Ich bin immer superschlank. Ich bin bis ins hohe Alter immer fit und gesund. Mein Herz sprudelt über vor Lebensfreude. Ich bin offen und bereit, Schönheit und ein immer junges Aussehen jetzt in meinem Leben zuzulassen.«

Ja, Pierre, was soll ich sagen? Ich wiege tatsächlich seit längerer Zeit 47 Kilogramm. Bin tatsächlich bei einer Größe von 1,56 Meter superschlank. Ich halte mein Gewicht mit Leichtigkeit. Ich habe nämlich seither auch nie weniger als 47 Kilogramm gewogen. Ich bin fit und gesund. Mein Herz sprudelt tatsächlich über vor Lebensfreude. Ich bin schön und sehe jung aus.

Liebe Grüße

Sabine

- Materie entsteht durch Energie und wird durch gerichtete Energie geformt.
- Was immer wir denken, materialisiert sich.
- Der Energie ist es gleichgültig, was wir uns wünschen. Sie arbeitet, wie von uns erwartet, für oder gegen uns.
- Jede Zelle unseres Körpers nimmt diese Energie auf und richtet sich danach.
- Wir begrenzen uns selbst durch unsere Gedanken.
- Wir begrenzen uns selbst durch unseren Glauben.
- Wir begrenzen uns selbst durch negative Befehlssätze.

- Wir erleben immer nur das, was wir glauben.
- Alles ist möglich, wenn wir es für möglich halten.
- wenn du es für möglich hältst.
- Hältst du es für möglich?

Schlüssel 1

Wandle deine Wünsche in Ziele

Abnehmen ist eine Frage der richtigen Ziele

Natürlich könntest du sofort mit dem *Wünsch-dich-schlank-Programm* beginnen. Nichts leichter als das. Es wäre ein Leichtes, die 11 Schlüssel sofort in deinen Lebensrhythmus zu übernehmen. Und dennoch wäre es besser, nichts zu überstürzen. Rasch angefangene Vorhaben sind auch wieder rasch zu Ende, weil ihnen der lange Atem fehlt.

Versuche keinen Blitzkrieg gegen die Kilos zu gewinnen, auch wenn du lieber heute als morgen wieder deinen Bikini tragen möchtest.

Der Nachteil von sogenannten Crashdiäten ist, dass man zwar oftmals sehr schnell einige Pfunde verliert und über einen kurzen Zeitraum auch das neu gewonnene Gewicht halten kann. Aber bereits ein Jahr später sieht es schon wieder ganz anders aus. Der gefürchtete Jo-Jo-Effekt stellt sich nicht immer sofort ein.

Unser Ziel ist also nicht, so rasch wie möglich abzunehmen. Unser Ziel ist es, mit Leichtigkeit unsere Traumfigur zu erreichen und sie auch für immer zu behalten.

Hallo Pierre,
ich bin vollkommen begeistert, wie leicht man durch seine Gedankenkraft abnehmen kann ... Ich habe in sechs Monaten neun Kilo verloren. Das war vor zwei Jahren, als ich bei Dir auf Deinem Seminar war. Da hat es begonnen. Und bis heute habe ich dieses Gewicht gehalten ... Als ich mich dazu entschieden hatte, war alles ganz leicht.
Danke!
Deine Doris

Doris hat etwas sehr Wichtiges gesagt: *Als sie sich entschieden hatte*, war alles ganz leicht.

**Durch die Entscheidung
bekommt unser Wunsch einen Willen.**

Warum ist der Wille so wesentlich?
Der Wille hilft uns, Vorhaben in die Tat umzusetzen, und bringt unsere Wünsche in das Reich der Wirklichkeit.

Wir alle kennen den Spruch: »Wo ein Wille ist, ist auch ein Weg.« Im Willen stecken Kraft und Energie. Vor allem aber auch etwas *Zielgerichtetes*. Durch diese Zielrichtung wird unser Bewusstsein auf bestimmte Aktivitäten gelenkt. Wir werden also aktiv.

Lieber Pierre,
ich hatte ein »Kampfgewicht« von 113 Kilo auf der Waage, habe in den letzten Jahren ca. 30 Kilo abgenommen und bin noch dabei, weitere zehn Kilo abzunehmen.
Das Wichtigste für mich war der Wille, es nun endlich anzupacken und es für mich zu tun und nicht für mein Umfeld. Der unerschütterliche Glaube an mich selbst, es nun endlich zu schaffen, war der erste, entscheidende Schritt zum Abnehmen.
Als ich diesen Entschluss traf, ging es mir plötzlich besser, ja ich fühlte mich förmlich befreit.
Jeder, dem ich davon berichte, sagt voller Bewunderung: »WOW, 30 Kilo, klasse«, doch weißt du was? Es ist für mich »nur« eine Zahl, da ich dieselbe Person – sicher mit mehr Selbstbewusstsein – geblieben bin.
Das Wichtigste für mich war, dass ich diese Entscheidung nie infrage gestellt habe, und ich

wusste, dass ich es schaffen kann, da es auch andere vor mir geschafft haben und weitere folgen werden.

Ich hoffe, dass diese Zeilen auch andere motivieren und den Glauben in sich selbst wecken. »Denn Träume sind Setzlinge der Wirklichkeit«, und so ist es auch.

Liebe Grüße
Anett

Wenn wir uns entscheiden, geht alles einfacher. Denn durch unseren Entschluss bekommen unsere Wünsche einen Willen. Und damit einhergehend etwas *Zielgerichtetes*.

Die Entscheidung wandelt also unsere Wünsche in Ziele.

Erst wenn wir uns entscheiden, haben wir also ein klares Ziel vor Augen. Erst dann sind wir wirklich fokussiert. Solange wir hin und her überlegen oder zaudern, bleibt unsere Energie diffus.

Wenn wir uns jedoch klare Ziele setzen, produziert das Gehirn Dopamin. Der Botenstoff Dopamin wird im Volksmund »Glückshormon« genannt. Es hat einen sehr starken Einfluss auf unsere Psyche. Im Positiven wie im Negativen. Dopamin steigert unser Wohlbefinden. Es *motiviert und belohnt* uns mit Glücksgefühlen und steuert auf diese Weise unser Verlangen.

Ziele beschenken uns daher auch mit einer gehörigen Portion an Motivation. Wir stimmen uns bereits durch die Vorfreude positiv auf sie ein. Es entsteht Leidenschaft, Spaß und die Bereitschaft, sich für die selbst gesteckten Ziele einzusetzen.

**Wenn wir klare Ziele vor Augen haben,
werden Hindernisse zu überwindbaren Hürden.**

Bevor wir beginnen, gilt es also, eine Entscheidung zu treffen und klare Ziele zu setzen. Denn wenn wir ankommen wollen, benötigen wir Richtungspunkte. Ansonsten wollen wir nur weg und nicht so sein wie jetzt. Und weil wir nur wegwollen, laufen wir los, ohne zu wissen wohin.

**Wer sein Ziel nicht kennt,
kann auch nicht dort ankommen.**

Wenn wir abnehmen wollen, darf unser Ziel nicht sein, weniger zu essen oder ein straffes Trainingsprogramm zu absolvieren, das wir mit Sicherheit nicht über einen längeren Zeitraum aufrechterhalten können. Stattdessen gilt es, eine mentale Kraft und Stärke aufzubauen, die eine Langzeitwirkung hat.

Forschungen zum Leistungsverhalten von Athleten zeigen ziemlich deutlich, was den Unterschied zwischen leistungsschwachen und leistungsstarken Menschen ausmacht: klare, fokussierte Ziele. Vielleicht hast du das Bild vor Augen, in der die Spieler einer Sportmannschaft im Kreis stehen und sich gegenseitig motivieren. Sie schwören sich ein. »Das packen wir!«

Nichts anderes bewirkt deine Entscheidung. Sie lässt dich wissen: »Das packst du.«

Aber jede Sportmannschaft weiß, *was* sie packen will. Jeder Athlet hat ein klares Ziel vor Augen.

Setze dir kleine Ziele, die du Schritt für Schritt erweitern kannst.

Ist das Ziel zu illusorisch oder zu weit gesteckt, können wir schnell auf halbem Weg schlappmachen.

Lieber immer wieder kleinere Etappen anpeilen, die uns zeigen, dass wir tatsächlich alles erreichen können.

Auch wenn du mehr als zwei oder drei Kilo abnehmen möchtest, setze dir kleine Etappenziele. Viele kleine Erfolge sind ein gewaltiger Motivationsschub. Und aus vielen kleinen Etappen wird schon bald ein großer Marathon.

Pierre,

stell dir vor: Ich habe wieder meine Kleidergröße wie vor 12 Jahren. Die Kleider sind altmodisch geworden, aber ich nicht. Hihi. Ich bin wieder modern.

Ich habe mir heute ein neues Kleid gekauft und jede Sekunde beim Einkaufen genossen. Dieses Kleid war mein Ziel. Das habe ich mir vor einem Jahr ausgesucht. In dieses Kleid wollte ich passen. Dieses Kleid hat die gleiche Größe – jetzt lach nicht – wie mein Hochzeitskleid vor 12 Jahren.

Wie Du immer sagst: »Man braucht ein Ziel«. Darauf habe ich meine ganze Freude ausgerichtet. Und es hat funktioniert.

Einfach nur danke.

Barbara

Mit dem »*Wünsch dich schlank*«-Prinzip wirst du dein Idealgewicht erreichen. Aber vor dem Erreichen der Wunscherfüllung steht immer zuerst die Entscheidung. Erst wenn wir uns *für* etwas entschieden haben, können wir den gewählten Weg einschlagen.

Ich selbst habe in drei Monaten zehn Kilo abgenommen. Es war leicht und einfach. Fast spielerisch. Ich habe am 22. Dezember damit begonnen. Also zu einem unmöglichen Zeitpunkt. Zwei Tage vor Weihnachten. Eine Zeit der Kekse, Süßigkeiten und übervollen Teller.

Und trotzdem hat es geklappt.

Warum? Nun, zunächst weil meine Entscheidung gefallen war. Schwer war es nur bis zu dem Moment der Entscheidung. Dann ging alles wie von selbst.

Übung

- Kauf dir einen Kalender oder ein kleines Tagebuch und schreibe dort deine Vereinbarung mit dir selbst hinein, z.B.: »Heute vereinbare ich mit mir selbst, dass ...«
- Beschreibe deine Ziele so klar und genau wie möglich. Wie viele Kilo möchtest du abnehmen? In welches Kleid oder welche Hose willst du passen?
- Nimm dir dabei nicht zu viel vor, sondern setze deine Ziele in erreichbaren Etappen um.
- Du kannst dir nach Erreichen deiner Ziele neue Ziele setzen. Wir wandern von Etappe zu Etappe zu unserem Traumgewicht.

- Schreib deine Ziele auf kleine Karteikarten und trage sie immer bei dir.
- Dieser Augenblick der Entscheidung ist wesentlich. Er ist ein Wendepunkt in deinem Leben.
- Vielleicht führst du ein kleines Ritual für dich durch.

Finde den richtigen Zeitpunkt

Nachdem die Entscheidung gefallen ist, vereinbare mit dir einen Zeitpunkt, wann du beginnen willst.

Schreibe dir diesen Zeitpunkt in deinen Kalender. Dies ist ab jetzt der wichtigste Termin.

Ganz gleich, ob du heute oder morgen oder erst nächste Woche beginnst. Dieser Termin ist der erste Schritt zu deinem Traumgewicht. Ohne diesen ersten Schritt wird sich nichts bewegen.

Abnehmen werden wir erst dann, wenn wir vom bloßen Wünschen zu konkreten Schritten übergehen. Wann auch immer du beginnst, wichtig ist der Entschluss, das Handeln, die Initiative, das *Jetzt-geht's-los!*

Affirmationen

☆ Ab jetzt erlaube ich mir, schlank zu sein.

☆ Ich bin mit meinem Ziel liebevoll verbunden.

☆ Ich lächle bei dem Gedanken schlank zu sein.

☆ Ich bin offen und bereit mein Leben zu ändern.

☆ Jeder Augenblick in meinem Leben ist neu und wundervoll.

☆ Ich bin offen und bereit, schlank zu sein.

Schlüssel 2

Mach dir bewusst, was du isst

Bring den Verstand auf deine Seite

Ich werde dich manchmal bitten, bestimmte Dinge zu tun, die dein Verstand vielleicht als lächerlich abtut, weil sie ihm banal oder albern vorkommen.

Das ist kein Wunder, denn vieles, was für den Verstand neu ist, was also nicht seiner Überzeugung entspricht, wird von ihm als nicht brauchbar abgelehnt. Das macht er auf sehr geschickte Weise. Er weiß schließlich, wie er dich überzeugen kann. Er tut dies, indem er diese Dinge entweder als Unsinn abwertet, sie milde belächelt oder dich glauben lässt, das hätte doch sowieso keinen Sinn. Dabei urteilt dein Verstand aufgrund seiner bisherigen Erfahrung. Auf etwas anderes kann er nämlich nicht zurückgreifen.

Wenn wir abnehmen wollen, haben wir also jemanden an unserer Seite, der uns gerne dazwischenquatscht. Dieser »Jemand« zweifelt gerne an unserem Erfolg oder Durchhaltevermögen, zieht gerne alles ins Lächerliche, stellt sowieso alles infrage und wird uns früher oder später von der Sinnlosigkeit unseres Vorhabens überzeugen. Und wenn wir ihm dann irgendwann recht geben und tatsächlich aufgeben, sagt er uns voller Stolz, er habe es doch von vornherein gewusst.

Wir alle kennen diesen »Jemand« an unserer Seite. Es ist unser Verstand.

Der Verstand ist unser schlimmster Gegner oder größter Förderer.

Je nachdem, wie wir ihn programmiert haben. Wenn wir zu viel an Gewicht mit uns herumtragen, können wir davon ausgehen, dass unser Verstand ein Programm ablaufen lässt, das es uns schwer macht abzunehmen.

Sei also bitte geduldig mit deinem Verstand. Er wird anfangs verwirrt sein. Gönne ihm etwas Zeit für die Umstellung. Er weiß es einfach noch nicht besser. Er wird sogar regelrecht versuchen, alle Möglichkeiten der Gewichtsabnahme zu verhindern. Er wird dir beweisen, dass Abnehmen auf diese Weise nicht gesund sei, nicht durchführbar, ja sogar gefährlich. Er wird alle Argumente auffahren, damit er dich überzeugt, doch bitte beim Alten zu bleiben.

Beim Abnehmen ist unser Verstand also zunächst nicht sehr förderlich. Im Gegenteil, er wird dich anfangs sogar bekämpfen.

**Unser Verstand ist für das Abnehmen
zunächst einfach nicht zuständig.**

Wollen wir jedoch alte Wege verlassen und Neues in unser Leben einlassen, werden wir unseren Verstand ab und zu überzeugen müssen, indem wir ihn mit seinen eigenen Mitteln schlagen und ihm neue Erfahrungen schenken. Dadurch lernt der Verstand am schnellsten. Denn neue, positive Erfahrungen machen ihn stutzig. Da gibt es etwas, das er nicht kennt, was aber gut zu funktionieren scheint. Und schon passt er sich dem Neuen an und baut sich ein neues Konzept.

Der Verstand ist enorm lernfähig!

Und da der Verstand gern recht behält, gibt er das neue Konzept bald als eigene Idee aus und wird dich davon überzeugen wollen.

Genau dort wollen wir unseren Verstand haben. Auf unserer Seite, uns unterstützend. Denn dann arbeitet der Verstand völlig selbstständig uns und unserem Traumgewicht zu.

Bis wir unseren Verstand aber so weit haben, müssen wir trickreich vorgehen.

Wie auch immer dein Verstand auf die Übungen in diesem Buch reagiert, wichtig ist nur, dass du die Übungen wirklich ausführst. Der Verstand ist nämlich ebenso trickreich. Manchmal verwandelt er sich in einen liebevollen Ratgeber und sagt dir: »Erst mal lesen. Das reicht doch schon.« Höre nicht auf deinen Verstand.

Dein Verstand ist für das Abnehmen
kein verlässlicher Partner.
Wäre er es, hättest du doch schon längst
dein Traumgewicht.

Wenn wir es nicht schaffen, unseren Verstand auf unsere Seite zu ziehen, werden wir vielleicht mit viel Elan und großem Schwung beginnen, aber es wird uns ziemlich rasch an genügend Ausdauer fehlen. Dabei ist Abnehmen einfacher, als wir denken. Genau genommen sind wir bereits mittendrin. Auch wenn es für deinen Verstand gar nicht danach aussehen dürfte.

Vielleicht glaubst du selbst ja noch nicht daran. Und dennoch ist es die Wahrheit.

Lieber Pierre,

es ist einfach erstaunlich. Ich weiß, Du hast es uns gesagt. Aber ich bin dennoch erstaunt. Wie einfach, wie schnell. Ich habe doch scheinbar nichts gemacht. Ich weiß bis heute nicht wie, aber es hat funktioniert.

Ich fliege, lieber Pierre, ich fliege!

Danke, Gerit

Notiere alles, was du isst

Für die nächsten zwei Wochen ändern wir überhaupt nichts an unseren Gewohnheiten. Alles bleibt beim Alten. Das Einzige, was wir tun werden, ist Notieren.

Dabei spielt es keine Rolle, wann du es machst; ob immer gleich nach einer Mahlzeit oder abends im Bett, wenn du deinen Tag Revue passieren lässt. Mache es einfach dann, wann immer es für dich am besten einzurichten ist.

Du kannst es in ein Büchlein schreiben, auf einen Notizblock oder in dein Handy.

Das einzig Wichtige dabei ist, dass du es tust!

Oben auf die Seite schreibst du das jeweilige Datum. Und dann liste alles, was du heute zu dir genommen hast, dort auf. Das kann völlig wahllos sein. Je nachdem, in welcher Reihenfolge es dir wieder einfällt.

Wichtig ist nur, dass du dir wirklich alles in Erinnerung rufst. Manchmal ist es hilfreich, sich den Tagesablauf noch einmal in der genauen Reihenfolge vorzustellen. So kommt man am ehesten auf alle Dinge.

Ganz wesentlich ist nun, dass du nichts von alledem bewertest. Es spielt keine Rolle, ob du glaubst, dass es eigentlich zu viel war oder vielleicht das Falsche, was du zu dir genommen hast. Es ist auch völlig gleichgültig, ob es dir geschmeckt hat oder ob du es vielleicht gar nicht bemerkt hast, dass es drei Schokoriegel waren.

Gib bitte kein Urteil darüber ab.

Wir notieren nur. Wir bewerten nicht. Alles, was wir zu uns nehmen, ist weder gut noch schlecht. Wir notieren uns einzig und allein all das, was wir so am Tag verdrückt haben.

Es kann natürlich sein, dass es eine lange Liste wird. Länger jedenfalls, als du denkst. Eigentlich wird dies sogar mit Sicherheit der Fall sein.

Versuch dir deswegen kein schlechtes Gefühl zu geben. Mit Schuldgefühlen ist niemandem geholfen. Wenn wir uns selber runtermachen oder uns schlecht fühlen, wollen wir uns nämlich nur gerne wieder trösten, und da wäre ein Schokoriegel doch schon wieder eine prächtige Sache. Essen gibt uns ein gutes Gefühl. Leider hält dieses gute Gefühl nicht lange an.

Also tappe bitte nicht in die Falle der Bewertungen. Beobachte nur.

Und sei auch bitte nicht versucht, sofort etwas an deinen Gewohnheiten zu ändern.

Betrachte dein Essverhalten wie ein Außenstehender, der einfach alles genau notiert.

Das alleine genügt völlig. Mehr gibt es nicht zu tun. Mit Sicherheit wird dir ziemlich rasch etwas Eigenartiges auffallen: Vieles von dem, was wir am Tag essen und trinken, nehmen wir nicht bewusst wahr.

Das Essen verschafft uns zwar eine Art von Befriedigung, aber es läuft meist so gewohnheitsmäßig ab, dass wir es sofort danach sofort wieder vergessen.

Manchmal werden wir also abends im Bett liegen und ziemlich lange grübeln, was wir den ganzen Tag zu uns genommen haben. Und sehr oft wird uns immer noch etwas einfallen, weil wir das Essen tagsüber gar nicht richtig wahrgenommen haben.

Wenn wir außerdem unseren Lebenspartner um

Mithilfe bitten, wird ihm vielleicht auch etwas einfallen, an das wir gar nicht mehr gedacht haben. Das ist nicht weiter verwunderlich, denn...

Das meiste, was wir am Tag essen und trinken, konsumieren wir völlig unbewusst.

Als ich anfing, mir zu notieren, was ich am Tag alles zu mir genommen hatte, fand Michaela immer *noch etwas*, das ich ganz nebenbei in mich hineingestopft hatte. Auf der Straße, im Büro, vor dem PC, vor dem Fernseher oder sogar schnell vor dem Zähneputzen.

Diese kleine Übung ist sehr interessant. Vor allem aber ist sie bewusstseinsverändernd. Obwohl wir selbst keine großen Veränderungen vornehmen, verändert sich dennoch etwas in uns. Der Verstand wird aufgefordert, wahrzunehmen.

Wir werden uns zum ersten Mal wieder bewusst, was wir überhaupt essen.

Wir holen uns also unsere Ernährung zurück ins Bewusstsein.

Bereits nach 14 Tagen wirst du bemerken, dass sich etwas in deinem Essverhalten verändert hat. Dein Verstand ist nämlich nun darauf geeicht, genau zu registrieren, was du jeden Tag deinem Körper zuführst. Er baut also, schon während du isst, in Gedanken an deiner Liste. Es ist fast, als hätten wir ihm einen Überwachungsauftrag gegeben.

Und da der Verstand seine Aufgaben immer sehr genau ausführen will, registriert er jedes noch so kleine Detail auf der Stelle.

**Wir haben in uns
eine neue Wahrnehmung geweckt.**

Wenn du nun im Besprechungszimmer vor dem großen Korb mit den Süßigkeiten sitzt und deinen Schokoriegel futterst, geschieht es nicht mehr unbewusst. Und wenn du zum zweiten Riegel greifst, macht dein Verstand schon einen zweiten Strich auf seiner Liste.

Wir nehmen also wieder bewusst an unserer Ernährung teil. Und damit verändert sich alles.

Die Initiatoren der National Weight Control Registry[7] führten eine umfangreiche Erhebung durch: Über 4000 Menschen, die im Schnitt bis zu 30 Kilo abgenommen hatten und diese Gewichtsabnahme auch über viele Jahre halten konnten, wurden nach ihren Erfolgsrezepten und Gewohnheiten befragt. Dabei gaben über 44 Prozent an, dass sie ihren Nahrungsmittelkonsum schriftlich festgehalten hatten und auf diese Weise eine Kontrolle über ihr Essverhalten gewonnen hatten.

**Nur auf die Dinge,
die uns bewusst sind, haben wir Einfluss.**

Lieber Pierre,
ich muss Dir einfach schreiben, weil ich so glücklich bin.
Ich war in Hamburg auf Deinem Seminar. Dort hast Du gesagt, man solle sich aufschreiben, was man isst. Das fand ich spaßig. Eigentlich viel zu leicht. Was soll sich da schon ändern? Es hat sich was geändert. 12 Kilo zeigt meine Waage jetzt weniger an. Und das nach einem halben Jahr.
Ich habe mir ein richtig schönes Büchlein gekauft und schreibe immer gleich alles mit, denn jetzt kommen die nächsten 12 Kilo dran.
Ich muss einfach nur noch schmunzeln.
Dorle

Übung
- Ändere nichts an deinen Essgewohnheiten.
- Iss, was immer du möchtest.
- Beschränke dich nicht.
- Notiere dir alles, was du zu dir nimmst.
- Hole dir jedes noch so kleine Detail in Erinnerung und schreibe es auf.
- Bewerte dich nicht.

Affirmationen
- ☆ Ich nehme bewusst wahr, was ich esse.
- ☆ Essen dient mir, nicht ich dem Essen.
- ☆ Ich habe die Mittel zum Leben (Lebensmittel)

Schlüssel 3

Transformiere deine alten, negativen Überzeugungen

Ohne die richtigen, positiven Überzeugungen bleibt alles beim Alten

Während nun unsere Liste mit allem, was wir am Tag zu uns nehmen, immer weiter anwächst, beschäftigen wir uns mal mit der Frage, warum es für viele Menschen so unmöglich erscheint, abzunehmen.

Die Antwort auf diese Frage ist eng mit unseren Überzeugungen verknüpft.

Wenn unser Wunsch nach einem schlanken Körper oder einer Traumfigur nicht eintrifft, gibt es oft einen zweiten unbewussten Wunsch, der stärker ist als der erste. Dieser zweite Wunsch arbeitet dann mit Sicherheit gegen den ersten, und zwar dauerhafter und mit einer wesentlich größeren Kraft. Dieser zweite, gegenläufige Wunsch verkleidet sich oft in Form eines Zweifels oder einer anderen festen Überzeugung.

Das Seltsame ist nun:

Die meisten unserer unbewussten Überzeugungen stammen gar nicht von uns.

Sehr oft sind es die Überzeugungen unserer Eltern, Großeltern oder unserer Geschwister. Manchmal auch unserer Lehrer, Freunde und Bekannten. Nicht selten sind es auch die Überzeugungen unseres Pfarrers, der Leute im Kindergarten oder in der Schule, usw. Es sind deren Meinungen über uns. Genau genommen hat jeder, der in unserem Leben in irgendeiner Art und Weise eine entscheidende Rolle gespielt hat, an unserem Glauben Anteil. Vor langer, langer Zeit, als wir auf die Welt kamen, und natürlich noch lange bevor wir überhaupt zu denken begonnen haben, wurde uns bereits beigebracht, wer wir sind und wie wir auf andere wirken.[8]

Wir lernten bereits sehr früh, uns zu bewerten. Und natürlich auch, uns zu verurteilen. Was wir heute an uns verurteilen, basiert meistens auf der Meinung unserer Eltern, Bekannten, Lehrer und Freunde. Es sind deren Urteile, die sie über uns gefällt haben und die wir nachzuleben versuchen.

Noch heute bewerten wir uns selbst auf die gleiche Weise, wie es unsere Eltern getan haben.

All das, was unsere Eltern oder andere Bezugspersonen in unserer Kindheit über uns gesagt haben, haben wir ungefiltert in uns aufgenommen. Alle Meinungen über uns, die unzählige Male wiederholt wurden, wurden irgendwann zu unserer Wahrheit.

Auf diese Weise entstanden fast all unsere Glaubenssätze. Alles, was wir heute über uns denken, hat einen Ursprung. Und fast immer liegt dieser Ursprung weit zurück.

Wir alle kennen Sätze wie: »Du bist zu fett. Du frisst wie ein Schwein. Du Allesfresser. Du musst alles aufessen.« Oder: »Ich bin nicht schön genug. Das steht mir nicht zu. Ich kann sowieso nichts ausrichten. Ich glaube nicht, dass das noch etwas wird. Ich bin eben nicht schlank. Wer soll mich schon lieben? Die anderen sind viel besser, klüger, schneller.«

Wenn wir dies oder Ähnliches denken, sollten wir uns fragen, wer uns diese Sätze von Anfang an so lange vorgebetet hat, bis wir sie als eigene Wahrheit übernommen haben.

Als Kind mussten wir vielleicht vor langer, langer Zeit erfahren, dass wir unwillkommen und daher scheinbar nicht liebenswert waren. Diese Verletzung hat sich tief in das Bewusstsein des

Kindes eingegraben. Es hatte ja bloß diese eine Erfahrung. Es kannte keine andere Wahrheit.

Es wusste nur, dass es so, wie es ist, nicht geliebt wird. Irgendwann war es dann überzeugt, dies müsse die Wahrheit sein; es liege ausschließlich an ihm und es sei tatsächlich nicht liebenswert. Irgendwann fand es sich tatsächlich selbst nicht mehr »der Liebe wert«.

Das künftige Verhalten hat sich nun danach ausgerichtet. Dieses Kind fing an, sich selbst nicht mehr zu mögen. In der Kindheit, in der Jugend, in der Pubertät. Rollen wurden entwickelt: der Spaßvogel, der Intelligente, der Coole, der Geheimnisvolle, der Rebell oder der Schwierige. In diesen Rollen wurde man wenigstens angenommen. Aber tief im Inneren fühlten wir uns immer mehr zurückgesetzt.

**Manche nehmen sogar an Gewicht zu,
um sich selbst zu bestätigen,
dass sie nicht liebenswert sein können.**

Die eigentliche Ursache haben wir heute längst vergessen, nur das Thema nicht.

Auch ich habe viele solcher Sätze zu meiner Wahrheit werden lassen. Schon der allererste Satz meiner Mutter, als sie mich frisch geboren im Arm hielt, hatte viele Jahrzehnte Bestand. Kaum war ich auf der Welt, begrüßte sie mich – wie sie mir später ziemlich beschämt gestand – mit folgenden Worten: »Der Schönste bist du ja nicht gerade.«

Dieser Satz wurde für viele Jahre zu meiner Wahrheit und sorgte für gewaltige Minderwertigkeitsgefühle. Meine Mutter hatte es sicherlich nicht böse gemeint und dennoch war diese Meinung prägend. Sie wurde zu meiner Wahrheit. Wenn andere mich später attraktiv, sexy oder gut aussehend fanden, glaubte ich ihnen nicht. Wenn mich dagegen jemand in der Meinung bestärkte, ich sei ja eher ein Charaktertyp, da ich schließlich nicht besonders gut aussähe, konnte ich mich dieser Meinung vorbehaltlos anschließen.

Natürlich wünschte ich mir, aus tiefstem Herzen schön und sexy zu sein, aber meine innere angenommene Überzeugung war eine andere.

Oft sind die Gedanken im Bewusstsein und die Überzeugungen im Unterbewusstsein sehr verschieden oder sogar einander entgegengesetzt.

Das bedeutet, dass sie möglicherweise dem widersprechen, was wir uns im Leben wünschen. Wahrscheinlich widersprechen sie sogar mit ziemlicher Sicherheit dem, was du dir wünschst. Denn hättest du eine andere unbewusste, positive Überzeugung, wäre bereits alles anders. Hinzu kommt, dass unsere bewusste Ausrichtung im Vergleich zu unserer unbewussten nur sehr gering ist.

Unser Bewusstsein ist nur zu fünf Prozent aktiv. Zu 95 Prozent wird unser Leben von Überzeugungen aus dem Unterbewusstsein gesteuert.

So seltsam es auch ist, unser Leben wird vorrangig von unserem Unbewussten gesteuert. Dort laufen all die Programme ab, die uns lenken. Und diese Programme entstanden zum größten Teil in unserer Kindheit. Wir nahmen all die Meinungen und Urteile anderer in uns auf und passten unser Verhalten diesen Aussagen an. Unbewusst prägte dies unser gesamtes Wesen. Auch wenn es für uns nicht sehr angenehm war oder uns nicht wirklich gefallen hat. Wir verinnerlichten all das. Wir verinnerlichten das sogar so sehr, dass wir allmählich zu einer anderen Person wurden. Wir glichen uns dem an, was man über uns sagte, und gaben immer perfekter vor, genau so ein Mensch zu sein.

Heute haben wir längst vergessen, dass wir einmal anders waren.

**Noch heute stecken wir in der Schublade,
in die uns unsere Eltern hineingesteckt haben.**

Seitdem beschränken wir unsere Wahrnehmung auf die Dinge, die wir glauben. Und weil nur das, was wir wahrnehmen, für uns wahr ist, fühlen wir uns in unserem Glauben bestärkt.

Das Wort »Wahrnehmung« bedeutet: »Ich nehme wahr. Ich nehme gewisse Dinge als wahr an.« Ich ziehe also aus allen Möglichkeiten *meine* Wahrheit heraus. Meine Wahrheit wird durch meinen ganz persönlichen Filter bestimmt.

Wir haben all die Meinungen aus unserer Kindheit so sehr verinnerlicht, dass wir uns sogar die Urteile über uns selbst von damals noch immer vorbeten. Wir halten uns für schlecht, minderwertig, hässlich, faul, unanständig, unwichtig, ungezogen oder lächerlich.

Wir bestrafen uns sogar genauso, wie es unsere Eltern mit uns gemacht haben, wenn wir einen kleinen »Fehltritt« begehen. Wir verurteilen uns. Wir lehnen all die Persönlichkeitsanteile in uns ebenso ab, wie man es uns in unserer Kindheit und in unserer Jugend beigebracht hat.

Besonders in der Pubertät spielten die Hormone in unserem Körper verrückt – und die Mitschüler stichelten sich gegenseitig mit den wüstesten Beschimpfungen über das »Opfer« hoch. Wir betrachteten uns mit den Augen der anderen, und plötzlich stimmte nichts mehr an unserem Körper: Die Arme sind zu lang, die Beine zu kurz, der Busen zu klein oder zu groß, das Becken zu breit und der Oberkörper zu lang.

Die meisten unserer Minderwertigkeitskomplexe sind vor langer Zeit entstanden und haben noch heute Gültigkeit.

Selbst »gut gemeinte« Kosenamen unserer Mitmenschen können eine sehr negative Wirkung auf uns haben. »Mein Pummelchen, mein Dickerchen, meine süße Speckschwarte« usw. Unser Verstand und unser Zellsystem reagierten auf diese Worte. Sie wurden zu Glaubenssätzen und manifestierten sich als Überzeugungen. Wir waren also ab einem gewissen Punkt überzeugt davon, so zu sein: dick, hässlich, unansehnlich, langweilig, langsam. Und wir entwickelten uns immer mehr zu dieser Person.

Die meisten unserer Verhaltensweisen sind unbewusst und wurden von anderen programmiert.

Wenn du also nicht so bist, wie du gerne sein möchtest, solltest du dich fragen, ob dich vielleicht die eigenen unbewussten Überzeugungen sabotieren.

Wenn dem so ist, helfen keine Diäten, keine Trennkost, keine Nulldiät und keine Abmagerungskuren. Solange deine unbewussten Programme anders laufen als deine Wünsche, stehst du auf verlorenem Posten.

Das unbewusste Programm,
also unsere tiefe Meinung über uns selbst,
wird sich immer wieder durchsetzen.

Solange du glaubst, dass du dick, hässlich oder unansehnlich bist, wirst du immer wieder unbewusst diesen Zustand anstreben.

Da kannst du dich kasteien, hungern und abplagen, wie du willst. Alles in dir wartet nur auf den Moment, wo du den Zustand erreicht hast, der deiner Überzeugung entspricht.

Wir können aber diesen Kreislauf der negativen Überzeugungen auch wieder verlassen und zu der Person werden, die wir gerne sein wollen. Und zwar schneller, als vermutet.

Lieber Pierre,

ich war auf Deinem Seminar in Frankfurt. Was soll schon groß sein, auf so einem Seminar?, habe ich gedacht. Dann haben wir alte Muster umgewandelt. Nein, nicht wir. Ich! Ich habe meine alten Glaubenssätze ins Positive gewandelt. Das war der Hammer. Als hätte plötzlich jemand mein inneres Licht eingeschaltet.

Alle fragen mich, ob ich mich verliebt hätte. Ja, das habe ich. In mich. Ich habe acht Kilo abgenommen seitdem. Ich habe nichts getan, nichts gemacht. Gegessen wie immer. Und doch ist alles anders. Na klar, ich bin anders. Wie gesagt, ich bin verliebt. In mich.

Danke. Danke.

Simone

Transformiere deine alten Überzeugungen

Hier helfen uns wieder einmal die Erkenntnisse der Hirnforschung. Sie zeigen, dass unser Gehirn die Fähigkeit besitzt, seine Vernetzungen vollständig zu ändern und neue Verknüpfungen von Nervenzellen (Neuronen) auszubilden, wenn wir für eine gewisse Zeit Neues tun oder anders denken.

**Unser Gehirn reagiert auf unsere Gedanken
und bildet je nachdem seine Areale aus.**

Die Bereiche für positives oder negatives Denken sind in unserem Gehirn in verschiedenen Regionen untergebracht.

Im rechten Frontallappen des Gehirns – er liegt etwas oberhalb der Schläfe – finden wir das Areal für alle negativen Gedanken, Gefühle und Überzeugungen. Im linken Frontallappen des Gehirns, also genau gegenüber, befindet sich das Zentrum für unsere positiven Gedanken.

Diese beiden Zentren sind verschieden groß entwickelt. Und zwar je nachdem, wie wir gewohnt sind, über uns zu denken.

Denken wir sehr oft negativ über uns, wird der rechte Frontallappen sehr ausgeprägt sein.

Sind wir eher optimistisch und denken gerne positiv über uns und die Welt, ist das Areal auf der linken Seite größer und stärker entwickelt.

Unser Gehirn passt sich also immer dem an, was wir vorrangig tun und denken. Es vergrößert die dafür benötigten Areale. In der Hirnforschung wird dies die *Plastizität des Gehirns* genannt.

Das Gehirn wächst anatomisch nachweisbar, je nachdem, welchen Bereich wir oft benutzen.

Die Medizin kann durch eine sogenannte Magnetresonanztomografie sehr genau messen, welches Gehirnareal bei uns mehr entwickelt ist. Richtiger müsste es heißen, in der Vergangenheit von uns entwickelt wurde.

Wenn wir nörgeln, schimpfen, streiten, uns selbst beschimpfen oder fertig machen, vergrößert sich der rechte Bereich des Gehirns und wird uns sehr rasch selbstständig mit weiteren negativen Gedanken bombardieren und automatische Gedankenketten in dieser Richtung fördern.

Das linke Areal für positive Gedanken wird währenddessen kleiner und immer mehr verkümmern. Wir werden also nur noch selten positive Gedanken über uns und andere haben.

Denken wir dagegen vorrangig positiv, loben wir uns, sind wir stolz auf uns, sagen wir schöne Dinge über uns und andere, wird sich der linke Bereich vergrößern und unser gesamtes Denken wird sich darauf ausrichten.

Wir werden uns und unser Dasein immer positiver wahrnehmen und unser Leben wird sich daran orientieren.

Es liegt immer in unserer Hand, welchen Bereich des Gehirns wir nutzen und vergrößern wollen.

Das Faszinierende daran ist nun für uns, dass wir jederzeit eine neue Wirklichkeit für unser Leben erschaffen können.

Wenn wir also für eine gewisse Zeit durch neue Denkweisen unsere bisher brachliegenden Abschnitte des Gehirns trainieren, können unsere Erfahrungen in Zukunft völlig anders verlaufen. Wir löschen regelrecht alte Programme im Gehirn und erschaffen neue.

Beginnen wir also nun, unsere negativen Glaubenssätze ins Positive zu transformieren, und denken und sprechen sie immer und immer wieder, so werden innerhalb kurzer Zeit die neuen Gedanken oder die neuen Überzeugungen zu einer kraftvollen Wahrheit für unser Gehirn und damit auch für uns.

- Wir können durch unsere neuen Denkweisen und unsere Handlungen neue Nervenzellen des Gehirns aktivieren.
- Wir können durch neue Gewohnheiten, z.B. durch die Übungen hier in diesem Buch, neue Nervenzellen des Gehirns aktivieren.

- Die Funktionen der Neuronen können sich verändern, andere Verknüpfungen können entstehen, während Bereiche, die wir nicht nutzen – zum Beispiel jene, die mit unseren Zweifeln und negativen Gedanken zu tun haben – immer kleiner und unwichtiger werden.
- Wir können unser Leben völlig neu ausrichten.
- Selbst unsere Überzeugungen können sich vollständig verändern, wenn wir nur eine gewisse Zeit unser Denken in eine neue, »gewünschte« Richtung lenken.

Wenn sich unsere Überzeugungen verändern, wandelt sich unser ganzes Leben. Allerdings benötigt unser Gehirn etwas Zeit, um sich umzuwandeln. Alles neu Erlernte braucht eben seine Zeit.

Vor allem, wenn wir die neuen Informationen behalten wollen, müssen wir sie gezielt wiederholen. Es ist ein Lernprozess, der sich nur durch häufiges Wiederholen im Gehirn manifestiert.

Deshalb ist es auch so wichtig, dass wir die Übungen in diesem Buch für eine gewisse Zeit beständig wiederholen.

**Beschäftigen wir uns konsequent mit neuen
und gewünschten Überzeugungen
können wir alte, unerwünschte Muster loslassen.**

Unser Gehirn kann alte Überzeugungen sogar regelrecht *vergessen*. Das haben Neurologen inzwischen ebenfalls nachgewiesen. Das heißt, dass wir die Fähigkeit haben, all die negativen Überzeugungen über uns, die wir seit so vielen Jahren mit uns herumschleppen, vollständig auszulöschen und durch neue, positive zu ersetzen.

Wir sind in jeder Minute in der Lage, unser Lebenskonzept willentlich und bewusst zu verändern. Es braucht nur ein wenig Zeit, Geduld und konsequente Wiederholung der gewünschten Zielsetzung – dann baut unser Gehirn neue Verknüpfungen auf.

Gleichgültig, wie negativ du jetzt auch über dich denkst, es gibt einen Weg heraus.

Um diese alten – und teilweise ins Unterbewusstsein verdrängten – Glaubensmuster zu transformieren, ist es sehr nützlich, sie aufzuschreiben:

Übung

- Schreib auf, was du über dich denkst.
- Schreib die Sätze auf, die man dir als Kind immer wieder vorgeworfen hat – also all das, was du negativ in Erinnerung hast. Alle furchtbaren, demütigenden und verletzenden Sätze, die du als Kind hören musstest: »Das kannst du nicht! Lass mich das besser machen! Dafür bist du zu blöd! Du taube Nuss! So wie du aussiehst, wirst du nie einen Mann finden.«
- Je ehrlicher du dabei bist, je unbefangener, je wütender oder trauriger, desto mehr wird an die Oberfläche kommen.
- Versuche, dich nicht zu beschränken oder nett und höflich zu dir zu sein. Beurteile deine Meinung über dich nicht. Sei einfach wahrhaftig. Sei alles, was du anderen bisher nicht zu zeigen wagst.

Vielleicht fällt es zunächst nicht leicht. Doch sobald man damit anfängt, kommt meist eine Lawine ins Rollen. Zuerst klein und unscheinbar, wird sie gewaltiger und größer. Emotionen kommen dazu, und plötzlich ist man erstaunt, was für eine klare oder vielleicht vernichtende Meinung man über sich hat.

Es wird mit Sicherheit auch viel an Abwehr hochkommen. Wenn du Widerstände spürst, ist es nur natürlich. Es ist nicht schön, so über sich zu denken. Es tut weh, als Kind solche Dinge über sich gesagt bekommen zu haben.

Allein das Aufschreiben dieser Sätze bringt oft längst Vergrabenes wieder zum Vorschein, von dem man geglaubt hatte, all das doch längst hinter sich zu haben. Aber bei genauerer Betrachtung wird man sehr oft erkennen, dass es exakt diese Aussagen sind, die noch immer tief in uns wirken. Weil wir nach wie vor – manchmal völlig unbewusst – vom Wahrheitsgehalt der unbedachten Sprüche unserer Eltern oder Erzieher überzeugt sind, holen wir uns immer wieder die Bestätigung unserer (vermeintlichen) Unzulänglichkeit in unser Leben.

Aber jetzt, wo wir uns ihrer bewusst sind, können wir diese Bewertungen beeinflussen.

Übung
- Kehr die nächsten Tage immer wieder zu dieser Liste zurück. Beschäftige dich mit ihr. Komm in Kontakt zu deiner wirklichen Meinung über dich. Je länger du darüber nachdenkst, desto mehr werden längst vergrabene Meinungen und Urteile über dich hochkommen.

Sobald deine Liste richtig lang geworden ist, gehe einen Schritt weiter:

- Nimm dir immer wieder eine dieser Meinungen und Überzeugungen über dich hervor.
- Schließe deine Augen und stelle dir immer wieder die Frage: »Wer sagt das?«
- Wenn du das eine Weile machst, wirst du erstaunt sein, welche längst vergessenen Bilder hochkommen werden.

Mit ziemlicher Sicherheit wirst du feststellen, dass viele deiner Überzeugungen gar nicht zu dir gehören, sondern eventuell von deinem Vater oder deiner Mutter stammen. Vielleicht sind das Sätze, die sie dir immer und immer wieder gepredigt haben.

**Seit unserer Kindheit tragen wir
diese falschen Glaubensmuster mit uns herum.**

Wir können jetzt aus diesem Kreislauf aussteigen. Wenn wir nun erkennen, dass dies nur eine angenommene Überzeugung ist und nicht die allein gültige Wahrheit, wird sich unsere Einstellung zu uns selbst verändern.

Wir werden uns mit anderen Augen betrachten. Wir werden uns unseres bisherigen Bildes von uns selbst nicht mehr so sicher sein. Und das ist gut so. Denn das nimmt den negativen Befehlssätzen die Kraft.

Wir können verstehen, dass wir gar nicht gemeint waren. Man hat uns in unserer kindlichen Kreativität, Neugier, Lebendigkeit und dem Potenzial, das wir in uns tragen, nicht erkannt. Die Person, von der diese Sätze stammen, hat vermutlich nicht uns persönlich gemeint, sondern war selbst in verschiedenen Mustern gefangen oder hat nur sich selbst gesehen.

Sobald uns dafür die Augen aufgegangen sind, fällt es uns wesentlich leichter, uns von diesen Sätzen zu distanzieren.

Vielleicht war der Mensch, der uns so bewertet hat, in eigenen Problemen gefangen, war überarbeitet, ungeduldig, steckte in einer Krise mit dem Partner, in finanziellen Schwierigkeiten oder war vollkommen überfordert mit der Situation. Welche Gründe er auch immer gehabt haben mag: Sie haben meist wenig mit uns zu tun.

Deshalb wollen wir nun einen Schritt weiter gehen. Wir haben jetzt die Chance, die alten, negativen Muster zu transformieren, sprich: sie loszulassen.

Übung

- Nachdem du alle diese Sätze aufgeschrieben hast, die dein Leben bestimmt haben, beginnst du, sie ins Positive umzuformulieren.
- Sätze wie: »Das kannst du nicht!«, könntest du zum Beispiel abändern in: »Ich kann alles, was ich möchte.«
- »Du findest nie einen Mann!« wird zu: »Ich bin ein Geschenk für jeden Mann!«
- »Du bist unmöglich!« wird zu: »Ich bin wundervoll!«
- »Du bist zu dick!« wird zu: »Ich liebe mich so, wie ich bin!«

Wenn wir diese Sätze positiv umwandeln, geschieht etwas sehr Tiefgreifendes. Unser Verstand beginnt sich neu einzustellen. Wir lernen, dass es eine Alternative zu dem gibt, was wir bisher als »wahr« angenommen haben.

**Wenn wir unsere Meinung über uns ändern,
verändern wir uns ebenfalls.**

Wir senden neue Überzeugungen an unseren Körper, der sich künftig danach ausrichtet. So einfach diese Übung auch klingen mag, so effektiv ist sie.

Die Hirnforschung schlägt uns hier einen Mindestzeitraum von 21 Tagen vor. Innerhalb von 21 Tagen strukturiert sich unser Gehirn in diesem Bereich um und beginnt, automatische Gedankenketten in die neue Richtung zu bauen.[9]

Deswegen ist es das Beste, sich auf die positiven Sätze zu konzentrieren und zu fokussieren.

Übung

- Am wirkungsvollsten ist hier ein kleines Ritual, bei dem du die alten Mustersätze, die du aufgeschrieben hast, an einem sicheren Ort verbrennst.

- Und während du dies tust, spüre tief in dir, wie du die alten, nicht mehr gültigen Muster loslässt. Lass alle Gefühle, die in diesem Zusammenhang in dir entstehen, aufsteigen und aus deinem Leben gehen.

- Fülle die entstandene Leere nun mit deinen positiven Affirmationen. Konzentriere dich darauf.

- Spüre die Kraft und die Freude, die von dieser positiven Entsprechung ausgehen.
  Identifiziere dich damit und du wirst merken, wie die Wirkung der negativen Mustersätze immer mehr nachlässt und wie sie sich allmählich aus deinem Leben verabschieden.

- Sprich die positiven Affirmationen laut und deutlich aus. Lass sie zu deiner neuen Überzeugung werden. Je mehr du in ihre Kraft hineinspürst, desto schneller baut sich das erwünschte Resonanzfeld auf.

Wunder geschehen
durch positive Überzeugungen.

Wir können unser Leben ändern, manchmal sogar von heute auf morgen. Wesentlich ist, dass wir dieser neuen Erfahrung Zeit und Raum schenken. Wir sollten die neu definierten Überzeugungen so lange wiederholen, bis sie sich tief in unserem Bewusstsein verankern. Wenn wir dies schaffen, haben wir die wesentliche Voraussetzung geschaffen, um schlank zu werden und es auch für lange Zeit zu bleiben.

Lieber Pierre,
ich mache genau das, was Du in einem Deiner Bücher geschrieben hast. Ich ersetze das, was negativ ist, durch etwas, das positiv ist.
Ich habe das Gefühl, dass ich damit glücklich bin, und ich verzichte auf nichts. Ich esse, und was ich esse, schmeckt hervorragend.

Ja, und das alles in dem tiefen Bewusstsein, dass ich schlank, wunderschön, gesund und voller Lebensfreude bin.

Vor ein paar Wochen hat mich eine Bekannte angesprochen und mir gesagt, dass ich wunderschön aussehe. Sie fragte: »Bist du verliebt?« Ich antwortete: »Noch nicht, aber bald.«

Kann man ein schöneres Kompliment bekommen?

Mit dieser Geschichte möchte ich Dir meine Dankbarkeit zum Ausdruck bringen.

Liebe Grüße
Sabine

Hier noch eine sehr erstaunliche Geschichte, die zeigt, was tief sitzende Muster mit unserem Körper alles anstellen können.

Lieber Pierre

vor mehr als 20 Jahren habe ich eine Schulung besucht, um Ernährungsberaterin zu werden.

Kaum hatte ich die Fortbildung abgeschlossen, traf ich eine Frau, die große Probleme mit ihrem Gewicht hatte. Sie erzählte, dass sie schon bei x Ärzten war, und niemand konnte helfen. Und dass die Ärzte ihr zu einer Radikallösung rieten, weil ihre Knie es nicht mehr lange machten.

Zwei Monate später musste besagte Frau nach Ägypten. Sie arbeitete in einer international tätigen Firma. Schon auf dem Flughafen wurde ihr von allen Seiten von Männern zuvorkommend geholfen. Gepäck tragen, auschecken, Taxi rufen, Auskünfte erteilen, jeder Mann war sofort da und wollte behilflich sein.

Als sie ihr erstes Gespräch in der Firma in Ägypten hatte, wollte sie sofort wissen, warum die Ägypter so freundlich und zuvorkommend sind. Der Direktor der Firma klärte sie darüber auf, dass füllige Frauen in Ägypten hoch geschätzt werden. Je mehr an einer Frau dran sei, umso begehrenswerter sei sie.

Binnen etwa vier Wochen verlor die Frau stetig an Gewicht. Nach neun Monaten kam sie mit 25 Kilogramm weniger in die Schweiz zurück. Was war geschehen?

Die Frau hatte sich einen unbewussten Abwehrmechanismus gebastelt. Mit ihren vorher fast 100 Kilo sprach sie nämlich selten ein Mann in der Schweiz an.

Als vierjähriges Kind musste sie die schwere Scheidung ihrer Mutter vom Vater miterleben und fühlte sich schuldig und verletzt.

Bei diesem Fall lernte ich schnell, dass zu viel auf den Rippen nicht viel mit Essen zu tun hat. Auch hier spielen Muster/Blockaden und Ängste eine wesentliche Rolle.

Viel liebe Grüße

Jeanette

Affirmationen

☆ Hier und jetzt bin ich bereit, die Wunder in meinem Leben zuzulassen.

☆ Ich löse mich von alten, festgefahrenen Überzeugungen und finde neue, kraftvolle Wege, meine Bedürfnisse auszuleben.

☆ Ich erkenne meine Ängste an als einen Teil von mir und wandle sie in positive Energie um.

☆ Ich verwende meine kostbare Energie dazu, ein starkes Selbstbewusstsein zu entfalten.

Welche Überzeugungen hast du über das »Abnehmen«?

Als Ergänzung zum vorangegangenen Kapitel sollten wir natürlich nicht unerwähnt lassen, dass jeder von uns auch eine ziemlich feste Meinung über das Abnehmen hat. Feste Meinungen werden sich immer in unserem Leben manifestieren, da sie unserer ständigen Wunschenergie entsprechen.

Schau doch mal, welche Sätze auch auf dich zutreffen könnten, und dann transformiere sie, damit deinem neuen Abnehmprogramm nichts mehr im Wege steht.

- ○ Eine Diät ist hart.
- ○ Es ist leicht, zuzunehmen, aber schwer, abzunehmen.
- ○ Abnehmen bedeutet viel Willenskraft.
- ○ Ich kann ja doch nicht abnehmen.
- ○ Ich habe es schon so oft erfolglos versucht.
- ○ Rund sind wir, gesund sind wir.
- ○ Diäten taugen sowieso nichts.
- ○ Wenn man abnimmt, nimmt man anschließend umso mehr zu.
- ○ Mir ist sowieso nicht mehr zu helfen.
- ○ Wer soll mich schon mögen?
- ○ Jetzt macht mir mein Gewicht auch nichts mehr.
- ○ Ich esse einfach viel zu gern, als dass ich abnehmen könnte.
- ○ Um abzunehmen, muss man hungern.
- ○ Ich hätte mal früher abnehmen sollen. Jetzt bin ich bereits jenseits von allem.

- ○ Der Jo-Jo Effekt ist unvermeidlich.
- ○ Mein/e Freund/in hat es auch nicht geschafft.
- ○ Abnehmen schaffe ich sowieso nicht.
- ○ Es reicht doch, wenn ich dieses Buch lese.
- ○ Wer schön sein will, muss leiden

Hallo Pierre,

Bei Deinem Seminar in München habe ich das erste Mal davon gehört, dass man das »Wünschen« auch als Hilfe zum Abnehmen nutzen kann. Mir wurde auch klar, dass es ohne das Reinigen der Seele nicht geht. Was also den Erfolg ausmacht, ist, dass man anfängt herumzugraben und jeglichen Glaubenssatz, der mit dem Essen zu tun hat, verändert. Was ich bis jetzt mit alldem erreicht habe, ist, dass ich esse, esse, esse und nicht zunehme. Super was?, aber sechs Kilo sollen auch noch weg.

Nun habe ich meine Affirmation geändert, sodass ich mein Wunschgewicht von 56 Kilo habe, dabei fantastisch aussehe, glücklich und gesund bin. Ich habe nun nach dem zweiten Tag schon keinen Hunger mehr. Das ist echt lustig, es scheint zu klappen.

Erwähnen möchte ich noch, dass ich kurz nach Deinem Seminar mit einem tollen Mann zusammengekommen bin. Er erfüllte alle Eigenschaften, die auf meinen Wunschzetteln standen, die beim Seminar in unserem Ritual in die Luft und ins Feuer kamen.

Mit freundlichen Grüßen

Antje

Schlüssel 4

Denk dich schlank

Identifiziere dich mit deiner Traumfigur

Bevor wir uns mit unseren negativen Gewohnheiten beschäftigen wollen – davon gibt es mehr, als wir ahnen –, legen wir unser Augenmerk ein bisschen auf die Stärkung unserer Ziele.

Auf meinen Seminaren lasse ich die Teilnehmer ganz gerne ein Selbstbild malen. Sie sollen sich also einmal so zeichnen, wie sie sich selbst sehen. Auf den meisten Zeichnungen entdeckt man dann lauter kleine runde Kugeln, auf denen ein kleiner Kopf sitzt. Meist ist der ebenfalls rund – und traurig.

Anschließend bitte ich die Teilnehmer, sich noch einmal zu malen. Diesmal sollen sie sich so zu Papier bringen, wie sie gerne aussehen würden.

Und plötzlich kann man viele wundervoll geformte Körper entdecken: schmale Taille, schlanke Beine und ein lachendes Gesicht.

Wenn ich dann frage, mit welchem Bild sich die

meisten im Moment identifizieren, ist die Antwort stets einhellig. Mit den runden unansehnlichen Kugeln.

Wir sind also davon *überzeugt,* dick und unansehnlich zu sein, und identifizieren uns mit dieser schwergewichtigen Seite.

Auf diese Weise manifestieren wir diesen Zustand.

Wir senden exakt diesen Befehl an unseren Körper. Und dieser Befehl lautet: »Ich bin dick und unansehnlich.« Und unser Körper wird sich unweigerlich danach richten. Wir erhalten das, was wir eigentlich nicht wollen.

Wenn wir also auf diese Weise über uns denken, beginnt sich unser Körper immer stärker auf dieses Ziel zu fokussieren.

Jeder Gedanke ist pure Energie. Energie, die sich materialisieren möchte. Es gibt also einen sehr einfachen Weg, um aus dieser negativen Spirale wieder auszusteigen.

Wir müssen unser Denken auf unser Ziel ausrichten und uns damit identifizieren.

Natürlich sind Affirmationen ein sehr starkes Mittel, um unsere Gedanken in diese gewünschte Richtung zu lenken, aber es gibt noch viele andere Möglichkeiten, die *richtige* Energie auszusenden.

Wesentlich ist nur, dass wir uns mit dem gewünschten Ziel identifizieren und uns mit ihm beschäftigen, also unsere Gedanken, sooft es geht, danach ausrichten.

Je länger und intensiver wir uns mit unserem Wunsch befassen, umso intensiver und nachhaltiger ist die Energie, die wir in unseren Körper und unser Unterbewusstsein senden. Das klingt vielleicht nach Arbeit, aber in Wahrheit benötigen wir dafür keinerlei Kraftaufwand. In Resonanz mit seinen Wünschen zu kommen, kann durchaus *spielerisch* geschehen. Genau genommen ist es sogar am besten, wenn wir beim Wünschen ganz *entspannt* sind. Je leichter uns dies gelingt, desto besser.

Male dein ganz persönliches Wunschbild

Eine sehr geeignete Möglichkeit, um spielerisch auf die Erfüllung seiner Traumfigur einzugehen, ist das Malen des ganz persönlichen Wunschbildes.

In meinen Seminaren bitte ich daher die Teilnehmer, sich mit ihrer Zeichnung der schlanken Person, zu der sie sich gerne hinentwickeln würden, zu identifizieren. Ich ermuntere sie dieses Bild zu vervollständigen, es bunt auszumalen und noch wesentlich detaillierter zu gestalten.

Meist entsteht dann ziemlich viel Freude im Raum. Viele beginnen zu lächeln und bekommen strahlende Augen. Sie verbinden sich wieder mit ihrer kindlichen Energie und dem Gefühl, das sie erwartet, wenn sich der Wunsch erfüllt.

Die meisten Teilnehmer zeigen sich ihre Zeichnungen gegenseitig. Sie lachen und sind voller Lebendigkeit. Die Energie ist zum Greifen nah: »Das bin ich!«

Viele sehen sich bereits in diesem Körper. Und genau das ist unser Ziel.

Ich bitte die Teilnehmer, dass sie sich auch zu Hause immer wieder mit diesem Selbstbild beschäftigen. Ich ermuntere sie, dieses Bild daheim aufzuhängen und sich selbst nur noch auf diese Weise zu betrachten.

Das Ergebnis ist beeindruckend. Bereits nach wenigen Wochen erreichen mich stets glückliche Mails von Frauen und Männern, die sich tatsächlich wundern, wie gut dieses System funktioniert.

Natürlich funktioniert es.

Sooft du das Gewünschte vor Augen siehst, schwelgt dein Unterbewusstsein in Vorfreude. Du beginnst, das Gewünschte immer mehr anzunehmen. Du identifizierst dich noch stärker mit deinen Wünschen. Du näherst dich deinen Zielen unablässig an.

Mit jedem Tag kommst du diesem Selbstbild näher. Es ist keine Utopie mehr. Dieser Körper ist nicht länger unerreichbar. Deine Überzeugung nimmt zu. Und plötzlich wandelt sich alles.

Du bemerkst, wie sich dein Körper verändert. Wie er sich allmählich deinem Bild angleicht. Du empfindest das nun nicht mehr als Wunder. Du findest dies selbstverständlich.

Weil er doch bereits gedanklich ein Teil von dir war, ist es nur natürlich, ihn nun auch physisch, also ganz wirklich, in deinem Leben begrüßen zu dürfen.

Wesentlich ist, dass du dieses Bild
– dein gewünschtes Ziel –
immer wieder vor Augen hast
und dich damit beschäftigst.

Vielleicht hast du auch einmal Lust, dich zu malen? Und zwar so, wie du gerne aussehen möchtest, also mit dem wundervoll geformten Körper, den du dir wünschst.

Übung
- Beginne dich zu malen. Mal dich so, wie du aussehen möchtest, und stell dir gleichzeitig vor, dass du bereits jetzt dieses Aussehen hast: schmale Taille, schlanke Beine und ein lachendes Gesicht.
- Freu dich darüber. Identifiziere dich damit. Sag dir immer wieder: »Das bin ich!«
- Hänge das Bild auf, damit du täglich in Kontakt damit treten kannst.
- Oder trage es bei dir, sodass du es dir regelmäßig ansehen kannst.
- Vielleicht kommt auch hin und wieder etwas Neues hinzu und du malst einige Details noch wesentlich konkreter aus.
- Je mehr sich dein Geist und deine Vorstellung darauf fokussieren, je mehr du dich damit beschäftigst, umso eher wird es in dein Leben gezogen.
- Je mehr du dabei in die Vorfreude gehst, umso stärker ist die ausgesandte Energie.
- Verbinde dich mit diesem Bild. Das ist deine wundervolle Zukunft.

- Das »Glück« steht dir zu.
- Lächle jedes Mal, wenn du das Bild siehst.

Erkenne in deinem Wunschbild dich selbst.

Eine sehr gute Variante ist auch folgende Übung:
- Suche alte Fotos von dir heraus, auf denen du die Figur hattest, die dir auch heute gefallen würde.
- Hefte solche Bilder an den Bildschirm deines Computers.
- Stecke eines dieser Bilder in deinen Geldbeutel oder in deine Handtasche.
- Identifiziere dich mit diesem Bild. Und zwar nur mit diesem Bild.
- Sooft du es betrachtest, sage dir: »Das bin ich.«
- Lächle jedes Mal, wenn du das Bild ansiehst.

Als Alternative kannst du auch aus Zeitungen, Illustrierten oder Magazinen alle Bilder, Zeichnungen oder Fotos, die mit deinem Wunsch nach Schlanksein in Verbindung stehen, nutzen. Wesentlich ist nur, dass du dich damit identifizierst. Das auf dem Bild bist du.

Auch wenn es dir anfangs merkwürdig vorkommen mag, aber schon bald wird sich dieses Verhalten automatisieren. Ziemlich rasch wird sich dein Verstand selbstständig danach ausrichten und dein Bewusstsein auf diese neue Betrachtungsweise fokussieren.

Dein Verstand und dein Körper werden bemüht sein, die Differenz zwischen deiner Vorstellung und deinem jetzigen Körper auszugleichen. Sie befinden sich sozusagen in Zugzwang.

Dein ganzes System beginnt, sich mit deiner Traumfigur zu beschäftigen, und nicht mehr mit der Figur, die du nicht haben willst.

Wenn wir uns unser Wunschgewicht immer wieder bildlich vorstellen, stellt es sich manchmal ganz schnell ein. Wie bei Karin.

Hallo lieber Pierre,
wir haben uns bei Deinem Tagesseminar in Bern kennengelernt. Es war und ist eine unglaubliche Freude für mich, dass ich diesen Tag mit so vielen lieben Menschen und mit Dir verbringen durfte. Eine wahre Bereicherung.

Nun zu meiner Geschichte: Im Jahr 2005 wurde ich mit meiner Tochter Shayenne schwanger, unser absolutes Wunschkind. Aber am Ende der Schwangerschaft hatte ich 35 Kilo mehr als vor der Geburt. Ich hatte mich so zusammengenommen und mich mehrheitlich wirklich gesund ernährt, aber es half alles nichts. Ich hab dann versucht, nach der Stillzeit meine Pfunde wieder loszuwerden ... vergebens!

Immer wieder hörte ich mich sagen: »Egal was ich versuche, es hilft einfach gar nichts ..., egal wie gesund ich mich ernähre, ich nehme einfach nicht ab...« Ich hatte haufenweise solcher Sätze auf Lager. Knappe drei Jahre trug ich dieses Gewicht mit mir rum, und ich glaube, ich war noch nie in meinem Leben unglücklicher. Im Mai 2008 hab ich den Weg zu Deinen Büchern und auch zu Deinem Forum gefunden. Es ist eine echte Bereicherung für mein Leben.

Wie von Dir vorgeschlagen, habe ich mir Kataloge angeschaut und habe dort meine künftige Traumfigur ausgesucht. Ich habe ein Model gesehen und war wie erstarrt, denn ich sah mich ... Hey, das war MEIN Körper ..., also schnitt ich mir dieses Bild aus und klebte meinen Kopf darauf. Es passte einfach perfekt! Das bin ich ... Ich bin superschlank und supersexy ... Ich bin gesund und fühl mich so richtig gut! Das waren von nun an meine neuen Glaubenssätze.

Jeden Morgen, bevor ich aufgestanden bin, hab ich mir MEIN Bild angesehen und mir MEINE neuen Glaubenssätze gesagt. Am Anfang war es schon noch ein bisschen seltsam. Na ja, ich war

alles andere als superschlank und supersexy ...,
aber ich hab mich nicht beirren lassen.

Mir ging es von Tag zu Tag besser. Meine Gefühle
mir gegenüber änderten sich, und mein Gewicht
..., es wurde einfach immer weniger.

Im August hatte ich bereits 10 Kilo abgenommen,
allein durch die Kraft meiner Gedanken!

Nun, seither ist ein Jahr vergangen: Ich habe in dieser Zeit schon fast 30 Kilo und meinen einstigen
Bauchumfang von 125,5 Zentimetern verloren!

Ohne Dich, Deine Bücher und all die Berichte
im Forum hätte ich die Kraft und die Motivation
nicht gefunden, mich und mein Denken zu über-
denken und somit den Weg zu mir zu finden!

Ich bin superschlank und supersexy... Dank Dir
aus tiefstem Herzen.

Alles Liebe Dir und Deiner Familie!

Karin

Affirmationen
- ☆ Ich habe mein Idealgewicht.
- ☆ Jede Zelle meines Körpers ist von Licht
  und Liebe durchflutet.
- ☆ Mein Körper ist einmalig und ein Ge-
  schenk des Lebens an mich.
- ☆ Ich bin gesund, glücklich und voller
  positiver Energie.

Tu so, als ob

Beim Wünschen, also bei der gezielten Aussendung von Energie, ist es sehr wichtig, sich absolut sicher zu sein, dass die Verwirklichung jetzt bereits geschieht – nicht erst morgen oder übermorgen oder vielleicht ab nächster Woche.

Schieben wir das Ziel des schlanken Körpers gedanklich in die Zukunft, bleibt die Erfüllung unseres Wunsches immer in der Zukunft. Denn wir signalisieren damit unserem Körper, dass es noch nicht so weit ist. Aber wenn es heute noch nicht so weit ist, muss der Körper auch nichts umbauen. Der Wunsch wird auf diese Weise immer weiter in die Zukunft verbannt.

Die beste Möglichkeit, deinem Körper dieses *Jetzt* zu vermitteln, ist das *So-tun-als-ob*.

Ich bin schlank.

Wir warten nicht, bis wir die Resultate im Spiegel sehen. Denn Warten bedeutet, die Erfüllung in die Zukunft zu verbannen. Warten heißt für unser Zellsystem: »Jetzt ist es ja noch nicht so weit.«

Die kraftvollste Möglichkeit, den klaren Befehl vom Ist-Zustand an unseren Körper weiterzugeben, ist immer das *So-tun-als-ob*.

Unsere Traumfigur gibt es bereits in unserem Zellsystem, und es ist nur eine Frage der Zeit, bis sich diese Wahrheit auch an der äußeren Hülle des Körpers erkennen lässt.

Wir gehen davon aus, dass der Wunsch bereits bearbeitet wird. Die Erfüllung ist bereits eingetreten. Wir sind längst auf dem Weg zu unserer Traumfigur.

Diese Erfahrung machte auch Anett.

Lieber Pierre,

ich bin durch Boutiquen geschlendert und habe mir Klamotten in Größe 40 angeschaut und mir immer wieder gesagt, dass ich dort hineinpasse.

Ich habe mir beim »Wünschen« kein Datum gesetzt, da ich mich zum damaligen Zeitpunkt schwer damit tat.

Inzwischen jedoch, bestärkt durch weitere positive Ereignisse, die mit dem Wünschen und dem Schreiben von Zielkarten zu tun haben, setzte ich mir auch ein Datum bzw. eine Frist, bis wann ich mein jeweiliges Ziel erreichen wollte.

Ich habe in den letzten Jahren so ca. 30 Kilo abgenommen und bin noch dabei, weitere zehn Kilo abzunehmen.

Liebe Grüße

Anett

Das *So-tun-als-ob* bringt den Körper in Zugzwang. Je deutlicher unser Wunsch in unserer Vorstellungskraft vorhanden ist, desto schneller muss jede einzelne Zelle die seltsame Unausgeglichenheit zwischen Gedankenkraft und Realität ausgleichen.

Das, was wir wünschen,
haben wir bereits.

Je mehr wir so tun, als wären wir schlank, desto schneller realisiert sich das Gewünschte, weil wir beständig diese unglaublich starke Energie an unser Zellsystem senden. Wir ziehen das Ereignis regelrecht in unser Leben.

Das bedeutet nicht, dass du, wenn du schlank sein willst, schon heute im Bikini in der Badeanstalt herumläufst. Es bedeutet vielmehr, dich bereits schlank zu *fühlen*. Das Idealgewicht ist bereits Bestandteil deines Lebens.

Wir gehen davon aus, dass alle Zellen unseres Systems inzwischen die neuen Informationen zum Aufbau der neuen Struktur unseres Körpers aufgefangen und mit der Umsetzung begonnen haben.

Jetzt, jede einzelne Sekunde, enthält jede neue Zelle die neue Information und richtet ihren Bauplan danach aus.

Und weil wir das wissen und es nicht den Hauch eines Zweifels gibt, ist es bereits jetzt eintretende Realität.

Dieses Bewusstsein ist sehr wesentlich. Denn wenn wir uns nicht sicher sind, dass es wirklich geschieht, ist dies ebenfalls eine zielgerichtete Gedankenkraft, die wir an unseren Körper senden. Unsere Zellen erhalten dann mehrere, sich widersprechende Informationen.

Wir können unsere Wünsche also bekräftigen, indem wir immer so tun, als hätten sie sich bereits erfüllt. Warum ist dieser Zustand des *So-tun-als-ob* so wichtig? Weil wir uns dadurch immer wieder mit dem Kommenden auf positive Weise beschäftigen, uns erwartungsvoll darauf einstimmen und in die richtige Schwingung bringen.

- Wenn du dir ein Bad gönnst, steigt ein schlanker Mensch in die Wanne.
- Wenn du Essen zubereitest, kocht ein schlanker Mensch für einen schlanken Menschen.
- Wenn du Lebensmittel besorgst, kauft ein schlanker Mensch ein.
- Wenn du die Outfits von Schaufensterpuppen bewunderst, betrachtet ein schlanker Mensch die Kleidung für sich.

Wir kreieren nicht länger den Zustand von Dicksein, sondern nehmen jedes Ereignis und jede Begegnung als etwas wahr, was uns unserem Wunsch näher bringt.

Danijela hat sich zum Beispiel einen Merkzettel geschrieben, der ihr beim *So-tun-als-ob* helfen sollte.

Lieber Pierre,

heimlich und leise schlichen sie sich an: meine Kilos.

Ich unternahm also sämtliche Aktionen, um diese lästigen Begleiter wieder loszuwerden. Ich hungerte mich von der einen zur anderen Diät, nur um am Ende festzustellen, dass ich doch wieder zugenommen hatte. Schließlich endete ich bei dem Gedanken: Das klappt doch eh nie!

Dann trat eine Person in mein Leben, die mein Denken und somit auch mein Leben in vielen Hinsichten geändert hat, und zwar zum Positiven. Dieser Mensch hat mich in die Welt von »Erfolgreich wünschen« eingeführt. Ich las mich in Deine Bücher ein und fasste den Entschluss: Das schaffe ich auch!

Da ich ein sehr visueller Mensch bin, beschloss ich, meine Wünsche auf Zettel zu schreiben und sie in meinem Zimmer aufzuhängen.

So war monatelang das Erste, was ich beim Auf-wachen sah, ein handschriftliches DIN-A4-Blatt mit der Aufschrift: »Ich wiege 59 Kilo.«

Ich registrierte das zwar jeden Tag, doch dach-te ich nicht mehr wirklich darüber nach. Das war der Schlüssel zum Sieg! Im Nachhinein weiß ich, dass ich durch das Nicht-Nachdenken zu meinem Wunschgewicht gelangt bin. Ich bin einfach da-von ausgegangen, dass ich bereits 59 Kilo wiege, und habe ganz normal gegessen.

Ich bin meiner Freundin so dankbar, dass sie mich in die Welt des »erfolgreichen Wünschens« ein-geführt hat und ich somit Deine Bücher kennen-gelernt habe.

Ich kann allen Frauen und Männern da draußen wirklich überzeugt mitteilen: Es funktioniert! Man muss nur daran glauben.

Herzliche Grüße

Danijela

Durch das *So-tun-als-ob* lassen auch unsere Zweifel nach. Wir stärken unser Vertrauen und spüren bereits, wie schön dieser neue Zustand für uns sein wird. Gleichzeitig geben wir unserem Verstand wenig Raum, um nach Gegenargumen-ten zu suchen. Immer wenn er uns überzeugen will, wie unmöglich unser Vorhaben eigentlich ist, besitzen wir bereits als Gegengewicht die Erfahrung der Freude und der Lebenskraft, die sich in unserem Leben durch das Kommende gerade manifestiert: »So fühlt es sich an, wenn es da ist.« Emotionen sind immer stärker und intensiver als die Argumente des Verstandes.

Durch das »Vorfühlen«
werden wir in unserem Wunsch bestärkt
und geraten nicht so leicht ins Wanken.

Das Erstaunlichste ist noch ein ganz anderer Aspekt. Wenn du dich schlank siehst, sehen andere dich auch schlank an. Wenn du dich als attraktiv empfindest, empfinden dich andere auch als attraktiv.

Dein Resonanzfeld sucht immer Gleichgesinnte, die dir deine innere Überzeugung bestätigen.

Deine innere Überzeugung wird zu deiner äußeren Wahrheit. *So-tun-als-ob* ist der Turbo für das Ausbilden einer neuen Überzeugung.

Vor vielen Jahren wurde den Schülern in einer Schauspielschule eine körperbezogene Aufgabe gestellt. Sie sollten auf der Bühne einen Strip machen. Manche machten es mehr oder weniger gut, andere waren ziemlich mutig und überspielten ihre Scheu, manche hingegen waren eher lächerlich. Bei dieser Übung war sofort zu sehen, wer sich selbst vertraute und ein positives Körpergefühl besaß oder wer sich in der eigenen Haut äußerst unwohl fühlte.

Am meisten erstaunte uns alle aber ein junger Mann, von dem wir uns eher Hemmungen erwartet hätten. Er legte einen Strip hin, der uns allen den Atem raubte und uns vergessen ließ, dass er ... nur noch ein Bein hatte.

Er fand sich schön, und das sah man in jeder einzelnen Bewegung. Seine Überzeugung übertrug sich auf uns. Er hatte übrigens auch beständig das Interesse der Mädchen auf seiner Seite.

**Alles geschieht nach unseren Überzeugungen.
Überzeuge dich, dass du schon jetzt schlank bist.**

Lieber Pierre Franckh,
ich schreibe Ihnen im Auftrag meiner Mutter.
Auch sie hatte ein Gewichtsproblem.
Meine Mutter (69) hält nun gar nichts von Diäten und isst auch sehr gerne. So kam für sie nur eine »geistige Diät« in Frage.
Weil sie meinte, es fiele ihr nicht leicht, sich selbst zu sagen: »Ich bin schlank« und daran zu glauben, ohne dies gedanklich zu torpedieren, griff

sie zu einer List bzw. zu jener Methode, die Sie auch in Ihrem Buch »Das Gesetz der Resonanz« beschreiben.

Sie setzte sich ein- bis zweimal am Tag einige Minuten entspannt hin und stellte sich vor, sie spräche zu ihrem Sohn in etwa wie folgt: »Schau mal, Tommi, wie gut mir diese Hose wieder passt! Ist das nicht toll? Das freut mich richtig.« Und Tommi antwortete: »Mama, das ist wirklich toll. Du siehst prima aus. Wie hast du das gemacht?«

Es dauerte keine zwei Monate, dann waren vier Kilo weg – einfach so und bis heute. Mein Bruder kam und bemerkte erstaunt: »Mama, hast du abgenommen? Siehst du gut aus! Aber dünner werden darfst du nicht.«

Ich denke, der Trick in diesem Fall ist der: Meine Mutter hat sich eben nicht auf sich selbst und ihren Körper konzentriert – das, was vielen Menschen ohnehin schwerfällt –, sondern auf ihre Lieblingshose. Diese sollte wieder passen. Der Weg dahin – Nebensache.

Dass sie ihren Sohn antworten ließ, sie sehe gut aus, hat womöglich verhindert, dass das Universum ihr eine Schneiderin schickt, die die Hose einfach passend gemacht hätte.

Diese Möglichkeit hätte bei dieser Art Formulierung theoretisch doch auch bestanden, oder?

Manchmal ist es so einfach, dass man verrückt werden könnte.
Liebe Grüße
Sabine

Affirmationen

☆ Ich habe den idealen Körper.
☆ Ich liebe meinen Körper.
☆ Ich bin gesund und glücklich.
☆ Ich bin schön.
☆ Ich wiege … Kilo – ab jetzt und für immer. Ich bin und bleibe gesund.
☆ Mein positives Selbstbild strahlt in alle Ebenen aus.

»Ich bin *bereits* schlank« ist zwar eine richtige Formulierung, aber das Wort *bereits* hält für unseren Verstand noch immer einen Ausweg bereit. *Bereits* zeigt uns, dass wir uns ja doch nur was vorgaukeln.

Lass also lieber das Wort *bereits* weg.

Du bist schlank. Tue so, als ob. Gehe in das Gefühl.

Erzeuge Vorfreude in dir

In den beiden vorangegangenen Kapiteln haben wir zwei sehr gute Übungen kennengelernt, um unsere Gedanken auf einen schlanken Körper zu fokussieren.

Es gibt aber noch eine Möglichkeit, die ebenso kraftvoll für die Erfüllung unseres Wunsches ist. Auch hier helfen uns wieder einmal die wissenschaftlichen Erkenntnisse der Hirnforschung.

Man hat nämlich eine sehr interessante Entdeckung gemacht:

**Das Gehirn kann nicht unterscheiden
zwischen Realität und Fantasie.**

Für das Gehirn ist alles, was du denkst und dir vorstellst, bereits gelebte Wirklichkeit. Man hat herausgefunden, dass das Gehirn eine bloße Vorstellung genauso tief und intensiv empfindet, als würden wir sie gerade real erleben.

Am intensivsten fällt die Reaktion des Gehirns aus, wenn wir in die Vorfreude gehen.

**Bei Vorfreude überschüttet uns das Gehirn regelrecht
mit glücksbringenden Hormonen.**

Durch die bloße Vorstellungskraft werden Synapsen in unserem Gehirn aktiviert und Glückshormone, sogenannte Endorphine, ausgeschüttet.

Dies ist für die Erfüllung deines Wunsches aus zwei Gründen sehr wichtig:

1. *Wenn wir glücklich sind* – gleichgültig, ob dies durch gegenwärtiges reales Erleben oder durch die Vorstellungskraft hervorgerufen wird –, begeben wir uns in das Resonanzfeld von Glück. Nach dem Gesetz der Resonanz wird alles, was mit diesem Glücksgefühl resoniert, was also *gleich*schwingt, unweigerlich in unser Leben gezogen.

Und da unsere Vorfreude sich auf Bilder eines schlanken Körpers bezieht, wird alles, was mit unserem Schlanksein resoniert, in unser Leben gezogen.

2. *Unser Körper macht eine sehr interessante Erfahrung.* Wie beim *So-tun-als-ob* fühlt er vor. Er fühlt bereits jetzt, wie glücklich er sein wird, wenn das erstrebte Ziel eines schlanken Körpers erreicht ist, und wird alles daran setzen, diesen neuen Seinszustand zu verwirklichen.

Bei der Vorfreude wird jede einzelne Zelle deines Körpers mit der Information *Schlanksein macht glücklich* überschüttet.

Deine Zellen bekommen so einen neuen Bauplan.

Übung

- Geh in die Vorfreude.
- Lass die schönsten und emotionalsten Bilder vor deinem geistigen Auge entstehen.
- Stell es dir so oft wie nur möglich vor.
- Schlaf mit diesen Bildern ein und wache damit auf.
- Hol dir diese Bilder auch im Alltag für kurze Momente in Erinnerung. In der Mittagspause, in der U-Bahn, beim Spazierengehen.
- Spür, wie schön es sein wird.
- Das gilt es zu erreichen: unbegrenzte Lebensfreude.
- Hab stets ein leichtes Schmunzeln auf deinem Gesicht.

Da die Vorfreude ein so intensives Mittel ist, um zu neuen Überzeugungen zu kommen und diese Energie unserem Zellsystem mitzuteilen, solltest du dich, so oft es geht, in diesen gedanklichen Zustand begeben.

Falls dir keine Bilder dazu einfallen, brauchst du nur der Frage »Was würdest du tun, wenn du bereits schlank wärst?« nachzugehen und dir die Antworten so bildlich wie nur möglich auszumalen.

»Was würdest du tun, wenn du bereits schlank wärst?«
Was wäre dann wieder alles für dich möglich?

- Würdest du voller Stolz einen Bikini oder eine Badehose tragen?
- Würdest du nackt durch deine Wohnung laufen und die Luft über deinen Körper streifen lassen?
- Würdest du dich eine ganze Nacht befreit der Liebe hingeben?
- Würdest du dich mit glücklichen Augen im Spiegel betrachten, einen kurzen Rock tragen oder eine knallenge Jeans?
- Würdest du nicht länger in aller Eile ein T-Shirt überstreifen, bevor du das Schlafzimmer betrittst?
- Würdest du dann dein Hemd oder T-Shirt wieder in der Hose tragen, anstatt sie über dem Gürtel schlabbern zu lassen?
- Würdest du unbeschwert in die Sauna gehen?

- Würdest du gerne Sport treiben, tanzen, laufen, Rad fahren, einen Yogakurs besuchen oder dich fotografieren lassen? Vielleicht sogar nackt, weil du so wundervoll aussiehst.
- Würdest du gerne Dessous oder enge Kleider tragen und voller Stolz und Würde durchs Leben gehen?
- Würde dich deine neue wundervolle Figur lächeln lassen?
- Würdest du heiter und beschwingt andere an deiner Freude teilhaben lassen?
- Würdest du dich gerne von deinem Partner mit begehrlichem Blick betrachten lassen?

Was immer dir an Bildern einfällt und welche Vorstellung für dich angenehm ist, gehe in die Vorfreude und lass dieses Glücksgefühl für dein Gehirn zur Realität werden. Dann muss sich dein Körper dieser neuen Realität anpassen und schleunigst nachziehen.

So unglaublich einfach es klingen mag, so erstaunlich wirkungsvoll ist es.

**Gedankenkraft, gepaart mit Emotionen,
ist die stärkste Energie für unser gesamtes System.**

Affirmationen
- ☆ Ich bin dankbar für meine Schönheit und Gesundheit.
- ☆ Ich bin mir meiner Schönheit vollkommen bewusst.
- ☆ Ich liebe es, wie ich aussehe und auf andere Leute wirke.
- ☆ Ich genieße meinen Körper – er ist mein bester Freund.
- ☆ Ich weiß, dass die Liebe zu mir selbst mich zu den Wundern des Lebens führt.

Hallo Pierre,

abnehmen ist für mich ein Spiel mit dem Universum.

Jeden Morgen sofort nach dem Aufstehen, noch schlaftrunken stehe ich auf der Waage und sage: »Ich wiege 54 Kilo bei vollkommener Gesundheit, klarem Verstand und über alle Maßen wohlhabend. Ich danke für die erfüllten Wünsche und für diesen neuen Tag. Danke.«

Ich habe das jeden Morgen gemacht. Bis die Waage eines Tages 55,5 Kilo anzeigte. Mann, war ich glücklich, also weiter so. Und dann kam der Tag – 54,9 Kilo. Ich bin fast von der Waage gefallen. Heute 54 Kilo – ist super, gell!!!!

Witzigerweise hat sich mein Essverhalten gewandelt (ohne Anstrengung). Viel Spaß und Erfolg beim Nachahmen!

Herzlichst

Rita

Entdecke in jedem schlanken Menschen dich selbst

Laut einer groß angelegten Umfrage[10] besitzt fast jede zweite Frau kein Selbstbewusstsein. 34 Prozent besitzen dieses Gefühl sogar nie und weitere 25 Prozent bezweifeln, dass ihr Körper attraktiv genug für den Partner ist. Sich schön finden, sich erotisch finden, dies scheint für die meisten ziemlich schwer oder gar unmöglich zu sein.

Von den Maßstäben, die normalerweise an Schönheit angelegt werden, ist man in den eigenen Augen weit entfernt. Man hat keine Beine bis in den Himmel, keine Kleidergröße 34 bis 36 und natürlich auch keinen Waschbrettbauch oder ein ebenmäßiges Gesicht.

Man findet sich nicht schön und begehrenswert. Schon gar nicht nackt. Man passt eben nicht in das allgemein gültige Schönheitsideal.[11]

Solange wir uns aber mit den unerreichbar perfekten »Models« vergleichen, die keinen einzigen Pickel haben, kein Gramm zu viel und ein außergewöhnlich ebenmäßiges Gesicht, werden wir nie auch nur einen Hauch von Selbstbewusstsein erlangen, sondern uns ständig unter Druck fühlen. Wir glauben dann den Bildern auf den Plakaten, die vorgeben, wie Frauen und Männer sein sollten – aber in Wirklichkeit nie sind. Makellose Körper schlängeln sich erotisch aus den Plakaten und schieben einen in die eigene Minderwertigkeit. Sie geben zum Beispiel Frauen das Gefühl, sie müssten immer attraktiv und verführerisch sein. Und die männlichen Vorbilder sind durchtrainiert und ständig frisch gegelt. Diese Werbung täuscht. Keine Frau ist so. Auch kein Mann. Industriezweige arbeiten daran, die Haut der Frauen jünger, straffer, schöner erscheinen zu lassen, als sie es beim Model selbst je war. Und so ein »Sixpack« wird am Computer z.B. mit dem Programm Photoshop bearbeitet.

Wir wissen das. Aber wissen das auch die anderen? Weiß das auch der Partner?

Wir können die Flut an nackten, knackigen Apfelpos natürlich gedanklich bekämpfen, sie miesmachen, runterziehen, uns belästigt fühlen, sie als frauen- oder männerfeindlich einstufen, aber diesen Kampf werden wir wohl auf Dauer verlieren. Vor allem wird sich niemand für unseren einsamen Kampf interessieren. Die einzige Person, die es auf Dauer fertig macht, bist du. Denn die nächste Lady mit wundervoll geformtem Busen wartet schon wieder an der nächsten Ecke, an der auch gleich ein neuer Rasierschaum für die Beine angepriesen wird.

Sich und seinen Körper in Konkurrenz mit all den knackigen Pos und den schönen Brüsten zu setzen, ist genau der falsche Weg. Denn sobald wir mit ihnen konkurrieren, fühlen wir uns schlechter und kleiner.

Ja, diese Männer und Frauen – die es so gar nicht gibt und die seltsamerweise auch immer jung bleiben – sehen schön aus. Dafür hat man auch viel Geld ausgegeben und viele Menschen beschäftigt.

Und ja, Schönheit gefällt. Dabei spielt es keine Rolle, ob es sich um einen romantischen Sonnenuntergang handelt oder um einen gut geformten Körper.

Solange wir jedoch in Konkurrenz oder in den Vergleich mit den »Schönen« gehen, werden wir auf Dauer verlieren. Denn auch wenn wir noch so eine tolle Figur haben, werden wir nicht 100 Jahre jung bleiben und das Bild unseres Körpers wurde auch nicht Photoshop bearbeitet.

Und doch könnten wir all die Plakate und Werbeclips für uns nutzen.

**Wir könnten uns mit dem Anblick
von Schönheit verbinden.**

Nichts anderes tun wir, wenn wir unsere Visionskraft benutzen. Dabei stellen wir uns vor, wie wir bereits aussehen. Und natürlich sehen wir in unseren inneren Bildern wundervoll aus. Vielleicht sogar so, wie manche Menschen auf den Plakaten. Warum sie also nicht für unsere Visionskraft nutzen?

Für unseren Verstand wäre das eine prima Motivation. Und unser Zellsystem nimmt jeden Befehl bedingungslos von uns entgegen.

Wenn wir uns energetisch mit unseren selbst kreierten Vorbildern verbinden, werden wir zu ihnen.

Alles ist mit allem verbunden

»Bis vor kurzem war man noch davon überzeugt, dass in unserer Welt alles von allem getrennt sei. Man glaubte, dass zwei voneinander getrennte Dinge keinen Einfluss aufeinander haben können. Folgerichtig hat man uns beigebracht, dass wir uns selbst auch als von den anderen getrennt zu betrachten haben. Dies erzeugte zwangsläufig ein Gefühl von Isolation und Einsamkeit. Wir schienen den Dingen und Ereignissen zufällig ausgeliefert. Es gab uns – und den Rest der Welt. Mit diesem Bewusstsein sind wir aufgewachsen. Dieses Weltbild wurde so selbstverständlich, dass wir es nicht hinterfragten – obwohl es uns dabei emotional nicht gut ging.

Nun haben sich in den letzten Jahren die Erkenntnisse der modernen Wissenschaft aber vollständig gewandelt. Heute wissen wir, dass genau das Gegenteil der Fall ist. Wir sind *nicht* voneinander getrennt!«

**Alles ist mit allem verbunden
und beeinflusst sich gegenseitig.**

Diese Erkenntnis ist für die Bündelung unserer Wunschenergie sehr wesentlich. Denn aus der Quantenphysik weiß man längst, dass wir uns mit allem und jedem energetisch verbinden können.

Wenn wir dies tun, springt diese Energie auf uns über. Sie resoniert mit uns. Wir beginnen gleichzuschwingen. Die Frequenz unseres Zellsystems wird angehoben und dies hilft uns, unser Zell-system so zu verändern, wie wir es wünschen.

Das geschieht aber nicht automatisch. Wir müssen uns in die gewünschte Energie einwählen. Wir müssen uns an diese Energie anschließen, so wie ein Zug ans Oberleitungsnetz angeschlossen wird. Es ist so, als wenn wir im Radio einen Sender suchen. Genauso suchen wir durch die Auswahl unserer Wahrnehmung und unserer Gedankenkraft ebenfalls nach den geeigneten Frequenzen und verbinden uns mit ihnen.

Dieses Einwählen in die richtige Frequenz geht leichter, als wir glauben. Wir müssen es nur tun.

Übung
- Beim Anblick eines schlanken, anmutigen Frauenkörpers lächelst du und sagst voller Überzeugung: »Das bin ich.«
- Beim Anblick des nächsten Menschen mit knackigem Apfelpo lächelst du und sagst: »Das bin ich.«
- Beim Anblick einer Frau mit wundervoll geformten Brüsten lächelst du und sagst: »Das bin ich.«
- Freue dich über diesen Anblick.
- Gib dies als Vorbild an dein Zellsystem weiter.

- Verbinde dich mit der Schönheit anderer Menschen. Das bist du.
- Du wirst wahrscheinlich sofort feststellen, dass es dir wesentlich besser geht.

Wenn wir uns mit Freude und Schönheit verbinden, geht es uns sofort besser. Wir fühlen uns leichter, reicher und beseelter. Auch diese Gefühle geben wir an unseren Körper weiter. Und unser Körper reagiert auf diese Signale.

Du bist, was du siehst. Dein Körper reagiert auf diesen gedanklichen Zusammenschluss von Wahrnehmung und Selbstbild.

Dazu gibt es eine ganz interessante Geschichte.

»Ich bin Michelle Pfeiffer«

Eine Frau erzählte mir, dass sie diese Übung gemacht hatte und sogar den »Mut« besaß,– wie sie sagte –, aus einer Zeitschrift das Bild der bekannten Schauspielerin auszuschneiden. Sie klebte sich das Bild von Michelle Pfeiffer an ihren PC und sprach immer wieder: »Das bin ich.«

Zwei Wochen später war sie mit Freunden aus und wurde in einem Café von einem Mann angesprochen. Er fragte, ob sie wisse, dass sie einer amerikanischen Schauspielerin sehr ähnlich sehe.

Sie hielt das für einen Zufall, aber noch an demselben Abend passierte ihr das Gleiche zwei weitere Male.

Dieses Anheben unserer Schwingung können wir natürlich jederzeit ausbauen. Im Alltag haben wir dazu jede Menge an Möglichkeiten:
Die Frau in der Drogerie, mit ihrem schlanken Körper: »Das bin ich.« Die alte Dame, voller Würde und anmutig in ihrem Kleid: »Das bin ich.« Alles, was uns ins Auge fällt und das wir mit Schönheit verbinden, schenkt uns die Gelegenheit, unsere Visionskraft in die Tat umzusetzen. Die hübsche Frau im Bikini am Strand: »Das bin ich.« Der sexy Mann mit dem Sixpack: »Das bin ich.«

Alle Lehrer alter Weisheiten haben davon schon seit langer Zeit Kenntnis. Auch ohne die Erfolge der Quantenphysik. Schon seit Jahrtausenden lehren sie, sich mit denen gedanklich zu verbinden, die einem auf dem persönlichen Weg helfen können.
Möchtest du gerne tanzen, verbinde dich gedanklich mit den großen Tänzern dieser Erde. Auch wenn sie schon tot sind. Die Energie bleibt bestehen.

Wenn du ein Buch schreiben möchtest, verbinde dich mit den großen Autoren dieser Welt.
Klinke dich ein in das energetische Quantenfeld, das auch dir zur Verfügung steht.

Möchtest du einen schlanken Körper haben, verbinde dich mit deinen Vorbildern.

Dich kann nur eins von deinen Zielen trennen: die Begrenzungen deines Verstandes. Die wahren Grenzen liegen nur in deinem Kopf. Und sind sie nicht in deinem Kopf, dann sind sie nirgendwo.

Also: Entdecke in jedem schlanken Menschen dich selbst.

Affirmationen
  ✫ Ich bin Schönheit und sehe nur noch Schönheit um mich herum.
  ✫ Ich bin vollkommen verbunden mit mir und meinem weiblichen bzw. männlichen Anteil in der Welt.
  ✫ Ich akzeptiere mich zu jeder Zeit, so wie ich bin, so wie ich jeden anderen auch akzeptiere.

Schlüssel 5

Transformiere deine alten, negativen Gewohnheiten

Warum sollen wir unsere Gewohnheiten transformieren?

Wir alle haben uns bestimmte Verhaltensweisen angewöhnt. Die meisten unserer Verhaltensweisen sind ziemlich nützlich für uns. Dank ihrer Hilfe brauchen wir uns über viele Handgriffe keine Gedanken mehr zu machen.

Beim Autofahren zum Beispiel erledigen wir unglaublich viele komplexe Dinge gleichzeitig, ohne dass unser Gehirn dafür bewusste Arbeit leisten muss. Wir unterhalten uns sogar noch ganz entspannt, während wir die komplexesten Handlungen ausführen. Alle erforderlichen Tätigkeiten sind uns sozusagen in Fleisch und Blut übergegangen.

Das war natürlich nicht immer so. Um das zu können, mussten wir sie vor langer Zeit intensiv einstudieren. Und zwar so lange, bis sie völlig automatisch abliefen. Diesem intensiven Training verdanken wir nun, dass sie noch heute völlig selbstständig ablaufen, ohne dass wir darüber nachdenken müssten.

Ganz ähnlich verhält es sich beim Radfahren, beim Laufen oder beim Sprechen. All dies fällt uns mühelos leicht.

Auch das war nicht immer so. Wir mussten viel Zeit und Mühe aufbringen, um uns diese Tätigkeiten anzueignen.

Dies sind antrainierte Verhaltensweisen, die nicht nur nützlich, sondern unentbehrlich für uns sind. Erst mit ihrer Hilfe können wir all die täglichen Anforderungen, die an uns gestellt werden, überhaupt erfüllen.

Es gibt allerdings auch Verhaltensweisen, die nicht so vorteilhaft für uns sind. Von den meisten von ihnen haben wir keine Ahnung. Sie laufen ebenso unbewusst ab wie Laufen oder Sprechen oder Autofahren.

Das ist ja auch das eigentliche Ziel von antrainierten Verhaltensweisen, denn nur wenn sie unbewusst ablaufen, können wir mehrere Tätigkeiten gleichzeitig ausführen.

Die meisten unserer Verhaltensweisen nehmen wir also gar nicht mehr bewusst wahr.

Auch die Art, wie wir uns ernähren und wie oft wir essen, ist so eine Verhaltensweise. Auch sie läuft zum größten Teil unbewusst ab.

Wenn du zu viel Gewicht mit dir herumträgst, kannst du sicher sein, dass du dir selbst eine Verhaltensweise antrainiert hast, die zu Übergewicht führt.

Beim Abnehmen sind diese Verhaltensweisen – besser bekannt als Gewohnheiten, – meist unser größter Feind. Sie werden uns immer wieder dazu bringen, das Gleiche zu tun wie bisher. Und zwar ohne unsere bewusste Kenntnis.

Hinter unserem Rücken laufen also Dinge ab, von denen wir nichts wissen. Und das ist das eigentliche Problem. Wenn wir von den meisten unserer Verhaltensweisen keine Kenntnis besitzen, können wir sie auch nicht verändern. Wir haben noch keinen Zugriff.

**Wollen wir unsere
unbewussten Verhaltensweisen verändern,
müssen wir sie uns erst ins Bewusstsein holen.**

Wollen wir also abnehmen, und zwar dauerhaft, wird unser Hauptziel sein, alten, schädlichen Gewohnheiten auf die Schliche zu kommen und sie bewusst zu machen.

Wir werden sie nicht bekämpfen, denn das führt ihnen wieder Energie zu. Wir machen sie uns nur bewusst.

Gleichzeitig werden wir neue, nützliche Gewohnheiten in unseren Alltag integrieren, die uns helfen, auf ganz leichte und natürliche Weise unser Traumgewicht zu erreichen.

Durch neue, positive Gewohnheiten schwächen wir unsere alten, negativen Verhaltensweisen.

Sie geraten immer mehr in den Hintergrund und verlieren an Kraft.

Die neuen Gewohnheiten ziehen uns regelrecht in ein neues Erleben. Ohne Kraftanstrengung. Ohne uns quälen zu müssen und ohne dass wir ständig gegen uns selbst kämpfen müssen.

Und das Wesentliche: Neue Gewohnheiten schaffen neue Emotionen, Gedanken und Überzeugungen.

Das ist genau der Stoff, den wir für das Erreichen unserer Idealfigur benötigen.

Wir erzielen unser Traumgewicht also von zwei verschiedenen Seiten gleichzeitig:

1. Wir programmieren unser Gehirn um. Da sind wir gerade mittendrin.
2. Wir bauen neue Gewohnheiten in unser Leben ein.

Beides unterstützt sich gegenseitig und stärkt sich. Wahrscheinlich wirst du schon nach kurzer Zeit enorme Veränderungen an dir bemerken. Die meisten davon laufen ebenfalls unbewusst ab, weil Gewohnheiten eben unbewusst ablaufen. Neue Gewohnheiten – auch wenn sie uns leichtfallen und Spaß machen – müssen aufgebaut werden. Sie brauchen Zeit, Beständigkeit und Training. Laut den Erkenntnissen der Verhaltensforschung mindestens 21 Tage.

Wir müssen uns auf die kleinen Übungen einlassen. Durch Lesen allein werden wir nur wenig bewirken.

Gib deinem Gehirn und deinem Zellsystem die Chance, sich umstellen zu können. Halte dich an die Übungen. 21 Tage sind ein guter Richtwert.

Pierre,
ich habe es nicht mehr für möglich gehalten nach all den Diäten, die nichts gebracht haben. Und nun: 13 Kilo. Fantastisch.
Marie

21 Tage, wie du gesagt hast. Dann ging alles wie von selbst.
Angelika

Affirmation
   ☆ Ich lasse alle meine alten Gewohnheiten los und bin frei, mein Leben nach meinen Vorstellungen zu gestalten.

Leg Pausen beim Essen ein

Wenn wir essen, passieren ziemlich komplexe Vorgänge in unserem Körper. Und weil sie so kompliziert und vielfältig sind, geschehen dabei auch ziemlich erstaunliche Dinge, mit denen wir nicht unbedingt gerechnet haben.

So dauert es zum Beispiel – und das ist wirklich überraschend – bis zu 20 Minuten, bis unser Gehirn überhaupt mitbekommt, dass wir bereits überreich satt sind.

Das ist doch seltsam. Wir essen, und unser Gehirn registriert gar nicht, dass wir schon längst genug an Nahrungsmitteln aufgenommen haben?

Klingt fast unglaublich. Und dennoch ist es so. Aber der Reihe nach. Wie entsteht zunächst einmal der Hunger?

Studien haben gezeigt[12], dass es im Gehirn eine Region gibt, die für unseren Hunger verantwortlich ist. Die Hirnforschung nennt diesen Teil des Gehirns die »Hypothalamusregion«. Dort reagieren sogenannte »Appetitrezeptoren« auf chemisch übermittelte Hungermeldungen.

Fehlt unserem Körper etwas, wird es dem Gehirn mitgeteilt. Dieser Teil des Gehirns wiederum übermittelt diese Informationen an andere Hirnareale weiter, und zwar an jene, die mit Emotionen, Gefühlen und dem Denken zu tun haben.

Dort lösen die Meldungen der Appetitrezeptoren Emotionen aus. Durch sie bekommen wir das Gefühl von Hunger. Wir fühlen uns nicht gut und wollen einzig und allein diesem Wunsch nach Essen nachkommen.

Das, was wir als Appetit bezeichnen, ist also nichts anderes als eine Reaktion auf das unangenehme Hungergefühl, das vom Gehirn ausgesandt wird.

Das Hungergefühl beginnt im Gehirn.

Da dieses Hungergefühl so unangenehm ist, wollen wir ihm natürlich zuvorkommen, bevor es uns wieder einmal so quälend überfällt. Wir haben dafür eine ganz einfache Methode gefunden. Wir haben gelernt – oder besser gesagt, uns antrainiert –, zu bestimmten Tageszeiten zu essen.

Wir sind von unserem Verstand
auf ständiges Essen trainiert worden.

Dies ist eigentlich vergleichbar mit Tieren in Versuchslaboren, die unangenehme Gefühle vermeiden wollen und, um zum Beispiel Elektroschocks zuvorzukommen, die seltsamsten Dinge tun, wenn eine Glocke oder ein anderes Signal ertönt.

Nichts anderes tun wir. Damit wir dieses quälende Gefühl von Hunger nicht erleiden müssen, essen wir. Und zwar weit vorausschauend.

Diese Informationskette – von unserem Gehirn zu unseren Gefühlen und die Erzeugung von Hunger – funktioniert reibungslos und schnell. Ohne jegliche Verzögerung.

Aber was ist mit dem umgekehrten Weg? Also dem Weg vom Körper zum Gehirn?

Wenn wir nun zu essen beginnen, reagiert unser Körper irgendwann mit dem Gefühl der Sattheit. Sattheit soll uns zeigen, dass wir vom Gefühl des Hungers befreit sind. Das Gefühl der Sattheit aber wiederum wird ebenfalls im Gehirn erzeugt. Dafür ist der sogenannte Neurotransmitter Serotonin zuständig.

Gleichzeitig werden – während wir essen – im Verdauungstrakt verschiedene Eiweißstoffe (Peptide) freigesetzt. Sie senden Signale an das Gehirn, die Nahrungsaufnahme zu beenden oder zumindest zu reduzieren.

Eigentlich ein ganz gutes System. Der große Nachteil daran ist aber, dass bis zu 20 Minuten vergehen, bis das Gehirn das Völlegefühl registriert und es an den Körper weitergibt.

**Das Gehirn benötigt 20 Minuten,
bis es wahrnimmt,
dass genug Nahrung aufgenommen wurde.**

Die meisten von uns haben in diesen 20 Minuten schon längst wieder das Fast-Food-Restaurant verlassen, da beginnt das Gehirn erst langsam zu realisieren, dass unserem Körper womöglich viel zu viel zugeführt wurde.

Die Fast-Food-Ketten helfen uns also auf ziemlich effektive Weise, rasch an Gewicht zuzulegen, denn je schneller wir essen, desto mehr nehmen wir zu uns, weil sich das Gefühl von Sattheit erst viel später einstellt.

Beim Essen gilt es nicht nur,
unseren Magen zu sättigen,
sondern vor allem auch unser Gehirn.

Um dies zu erreichen, benötigen wir eine langsamere Gangart beim Essen.

Nicht umsonst predigte man früher, jeden Bissen bis zu 20-mal zu kauen. Natürlich sollte dies vorrangig die Verdauung fördern, damit nicht alles in ganzen, unzerkauten Stücken in den Magen wandert und dort wie Blei herumliegt.

In der Tat weiß man heute, dass das Essen wirklich bekömmlicher für uns ist, wenn wir es etwas länger kauen. Verantwortlich sind dafür ganz bestimmte Enzyme in unserem Speichel, die die Nahrung wesentlich besser aufspalten können, als es unser Magen kann.

Wir verdauen das Essen nicht nur wesentlich leichter, wir haben auch mehr Energie zur Verfügung, denn nun muss unser Körper nicht länger seine ganze Energie für die Verdauung aufwenden.

Heute weiß man, dass der wesentlich größere Nutzen darin liegt, dass wir, wenn wir intensiv kauen, es gar nicht schaffen, unseren Magen über Gebühr vollzustopfen. Das Sättigungsgefühl, das nach 20 Minuten eintritt, wird uns ziemlich schnell daran hindern.

Als ich vor vielen Jahren über einen längeren Zeitraum Probleme mit einem Backenzahn hatte und er trotz Behandlung fast ein Jahr lang sehr empfindlich blieb, hatte ich mir angewöhnt, so wenig wie nur möglich zu kauen. In diesem Jahr nahm ich 7 Kilo zu. Ohne dass ich sonst etwas an meinem Essverhalten geändert hatte.

Als ich schließlich nach einem Jahr einen Zahnarzt gefunden hatte, der das eigentliche Problem erkannte und den Zahn erfolgreich behandelte, sodass ich wieder auf beiden Seiten voller Genuss kauen konnte, nahm ich die 7 Kilo wieder ab. Ohne sonst etwas an meinem Essverhalten zu ändern. Damals kannte ich den Zusammenhang noch nicht. Heute ist mir vieles klarer.

Nun ist das lange Kauen sicherlich nicht jedermanns Sache. Manche finden es anstrengend.

Es gibt eine sehr gute Alternative, die sogar wesentlich leichter zu bewerkstelligen ist: Pausen einlegen.

Wenn wir beim Essen innehalten, können wir nicht mehr so viel zu uns nehmen. Das Sättigungsgefühl bremst uns auf ganz natürlich Weise.

Pausen einzulegen ist eine der einfachsten und effektivsten Möglichkeiten, um abzunehmen.

Beobachte dich einmal beim Essen. Wie nimmst du Nahrung auf? Schaufelst du alles in dich hinein? Bist du Erster oder Letzter bei Tisch? Gibt es einen inneren Zwang, den Teller so schnell wie nur möglich leer zu fegen?
Benimmst du dich, als ob man dir das Essen wieder wegnehmen würde?

**Je unbewusster wir essen,
desto mehr nehmen wir zu.**

Es gibt inzwischen viele verschiedene Untersuchungen, die genau diesen Zusammenhang bestätigen.

Wenn wir essen, schüttet das Gehirn Serotonin aus.

Serotonin ist ein Glückshormon. Wenn wir Nahrung zu uns nehmen, fühlen wir uns glücklich.

Eigentlich doch ganz prima.

Ja, aber ...

Wenn wir zu schnell und vor allem unbewusst essen, merken wir meist diese Glückshormone gar nicht. Wir bekommen sie zwar, aber wir nehmen sie nicht wirklich wahr. Also essen wir weiter, eher noch schneller und hektischer, damit wir endlich diesen heiß geliebten Serotoninspiegel erreichen. Solange wir jedoch unbewusst essen, nehmen wir auch diese erneute Serotoninausschüttung nicht wahr.

Diese Glücksgefühle bleiben anschließend natürlich erst recht aus. Im Gegenteil. Gerade weil wir so viel gegessen haben, fühlen wir uns nun richtig mies und schuldig.

Und weil wir uns so mies und schuldig fühlen, gibt es nur eins. Essen. Damit wir an das Serotonin herankommen.

Viele von uns machen diesen seltsamen Kreislauf seit vielen Jahren mit und wundern sich, wenn sie sich vor dem Spiegel nicht mehr gefallen.

Dabei ist es so einfach.

Sobald wir wieder anfangen, bewusst zu essen, und das Essen genießen, spüren wir all die Glückshormone, die unser Gehirn ausschüttet, bemerken den Sättigungsgrad, hören auf, wenn es langsam zu viel wird, und fühlen uns zufrieden und satt.

Übung
- Was auch immer du essen möchtest –, ich kann es dir nicht genug nahelegen: Iss langsam und bewusst.
- Lass dir Zeit beim Essen.
- Gewöhne es dir an, immer wieder Pausen zu machen. Egal wie schnell deine Essgeschwindigkeit ist.
- Lege immer wieder das Besteck ab.
- Iss, so viel du willst. Aber gib dir selber auch die Chance, dass dein Gehirn das Gefühl von Sattheit erzeugen kann.
- Gibt es mehrere Gänge, lass zwischen jedem einzelnen Gang eine lange Pause.
- Lies nicht nebenbei ein Buch oder die Zeitung.
- Sieh auch nicht fern.
- Genieße jeden Bissen.
- Versuch die Zutaten und Gewürze herauszuschmecken.
- Spüre das Vergnügen, das Essen dir bereitet.

Mit Leichtigkeit zum bewussten Essen

Es gibt ziemlich viele Möglichkeiten, die Nahrungsaufnahme spielerisch zu verlangsamen und bewusst zu machen. Essen macht nämlich Spaß und Freude. Warum sollten wir also nicht gleich ein bisschen Spaß beim Essen haben?

- Wie wäre es zum Beispiel damit, mal Messer und Gabel zu vertauschen?
- Oder mit der linken ungeübten Hand zu essen?
- Das bringt dich zum einen zum Lachen, zum anderen schenkt es deinem Gehirn Zeit.
- Oder iss doch mal mit Stäbchen.
- Iss vor allem Dinge mit Stäbchen, die gar nicht dafür gedacht sind: Popcorn, Chips, Salzstangen, Nüsse usw.
- Füttert euch gegenseitig.

Auf diese Weise schaffen wir es zum einen gar nicht, fünf, sechs Teile auf einmal in unseren Mund zu stopfen. Zum anderen wird uns bewusst, was und wie viel wir zu uns nehmen.

Mit verbundenen Augen

Es gibt noch einen erstaunlichen Versuch, den wir einmal machen könnten:

- Iss doch mal mit verbundenen Augen.

Auf diese Weise schaffen wir es nicht, unbewusst zu essen. Die verbundenen Augen zwingen uns zur besonderen Aufmerksamkeit.

Vor Kurzem wurde in einem Gesundheitsmagazin im Fernsehen gezeigt, dass bei einer lang angelegten Studie in Frankreich und in der Schweiz, die Menschen mit verbundenen Augen nachweislich bis zu 30 Prozent weniger aßen als ohne Augenbinde. Durch den Verlust eines ihrer Sinne aßen sie bewusster und spürten ihren Sättigungsgrad wesentlich schneller.

Darüber hinaus konnten sie sehr viel genauer erzählen, was sie gegessen hatten.

Auch hier zeigt sich, dass wir mit bewussterem Essen nicht nur die Wirkung des Serotonins spüren, sondern auch den Sättigungsgrad leichter bemerken.

Darüber hinaus gaben alle Teilnehmer der Studie an, dass es ihnen wesentlich mehr geschmeckt hatte.

Es gibt noch ein Spiel, dass uns mit Leichtigkeit zum bewussten Essen hinführt.

- Mach einen kleinen Wettbewerb, wenn du mit Freunden oder Bekannten essen gehst oder für Freunde kochst.
- Wer schmeckt die meisten Zutaten heraus?
- Jeder schreibt seine Erkenntnisse auf einen kleinen Zettel.
- Wer die meisten richtigen Zutaten herausfindet, hat gewonnen.

Das macht unglaublich viel Spaß und verändert unsere Wahrnehmung auf spielerische Weise. Wenn du dieses Spiel einmal vorschlägst, wirst du auf so viel Freude stoßen, dass alle Beteiligten es ziemlich rasch wiederholen wollen und Gegeneinladungen machen werden.

Essen macht Spaß.
Vor allem wenn wir es bewusst tun.

Wenn du nur diesen einen einzigen Schlüssel beherzigst, wirst du es schwer schaffen, weiter zuzunehmen.
Ein neues Körpergefühl wird sich einstellen.
Du wirst Freude am Essen entdecken.

Dein Körper kann dir wieder erzählen, welche Nährstoffe er gerade benötigt.

Du kannst endlich deinem Appetit vertrauen.

Du wirst ausgeglichener werden. Die Glückshormone führen dich zu einem neuen Gefühl für deinen Körper.

Lieber Pierre,

drei Wochen nach Deinem Tagesseminar – einfach nur fabelhaft, einfach nur fantastisch sind die Veränderungen, die in meinem Leben gerade Einzug halten. Sie sind so tiefgreifend, dass ich einfach nur Danke sagen kann für das Geschenk des Lebens.

Ganz liebe Grüße

M.

Lieber Pierre,

ich kann nur sagen, es funktioniert. Und möchte es jedem empfehlen. So ein kleiner Trick mit einer solch großen Wirkung.

Doris

Affirmationen

- ✩ Ich bin dankbar für die Speisen und Getränke, die meinen Körper optimal ernähren, und ich segne sie.
- ✩ Ich genieße es, köstliche Nahrung zuzubereiten, und empfinde jeden Bissen als Geschenk.
- ✩ Essen ist das reinste Vergnügen. Darum dehne ich mein Vergnügen aus, so lange es geht.
- ✩ Ich habe alle Zeit der Welt für mein Essen.
- ✩ Ich bin ein Genießer.
- ✩ Ich kaue bewusst und mit Bedacht.
- ✩ Ich nehme die Nahrung mit Achtsamkeit auf.
- ✩ Ich habe zu jeder Zeit die Kontrolle über meine Bedürfnisse.

Schlüssel 6

Betrachte dich mit den Augen der Liebe

Der Wunsch nach Schönheit

In dem Kapitel von Schlüssel 3 haben wir uns ja bereits mit unseren negativen Überzeugungen beschäftigt. Wir sind unseren unbewussten Mustern auf die Spur gekommen und haben begonnen, sie zu transformieren.

Wir veränderten unsere Überzeugungen also von innen nach außen.

Wir können aber auch den umgekehrten Weg gehen: von außen nach innen. Wir verändern unsere Betrachtungsweise auf uns selbst und damit unsere Überzeugung.

Sich selbst schön zu finden, fällt den meisten von uns nicht leicht. Im Gegenteil, wir selbst sind unser größter Kritiker. Ständig haben wir etwas an uns auszusetzen. Am kritischsten gehen wir mit unserem Körper um.

Am deutlichsten wird das, wenn wir uns vor den Spiegel stellen. Ganz schlimm wird es, wenn wir nackt vor dem Spiegel stehen. Uns gefällt nicht, was wir da zu sehen bekommen. Wir finden es schlichtweg eine Zumutung, was uns das Spiegelbild anbietet. Schonungslos deutlich sehen wir einen Körper, der uns nicht gefällt. Wem dann sollte er gefallen?

Wir glauben nicht an die eigene Schönheit.

Alle Hoffnungen und Sehnsüchte aus unserer Jugend sind zerstoben und zeichnen sich auf deutliche Weise an unserem Körper ab.

Viele von uns fallen sogar in tiefe Hoffnungslosigkeit, wenn sie sich nackt vor dem Spiegel betrachten. Dies ist eigentlich das schlimmste Urteil, das wir über unseren Körper fällen können. Denn unser Körper und jede einzelne Zelle in unserem Körper nimmt diese Ablehnung auf und richtet sich danach aus. Wir senden auf diese Weise einen direkten Befehl an unseren Körper. Und dieser Befehl hat eine ziemlich starke Auswirkung.

**Wenn wir uns ablehnen,
lehnen uns auch alle anderen ab.**

Verändere deine Einstellung zu dir selbst!
Wir können uns zwar immer wieder Schönheit wünschen, aber letztendlich setzt sich nur unsere

Überzeugung durch. Dies denken wir ständig, Tag für Tag und Nacht für Nacht. Und da jeder Gedanke nach Verwirklichung strebt, gleichgültig ob es uns gefällt oder nicht, müssen wir unsere Einstellung zu uns selbst so verändern, dass unsere unbewussten Gedanken unseren bewussten Wünschen entsprechen.

Es gibt nun einen sehr effektiven Weg, um innerhalb kürzester Zeit seine gesamte Einstellung zu seinem eigenen Körper verändern zu können. In meinem Buch »Erfolgreich wünschen« bin ich bereits darauf eingegangen, wie man seine Attraktivität innerhalb kürzester Zeit verändern kann. Aber immer und immer wieder werde ich gebeten, die ebenso einfache wie effektive *Übung vor dem Spiegel* wesentlich genauer zu beschreiben. Dieser Bitte komme ich gerne nach.

Zuvor möchte ich noch das Erlebnis einer Frau erzählen, die durch diese Übung ihr ganzes Leben verändert hat.

Wie aus einem hässlichen Entlein eine begehrenswerte Frau wurde

Eines Abends, nach einem meiner Tagesworkshops, kam eine sehr attraktive und anmutig gekleidete Frau auf mich zu und berichtete mir, sie habe die Übung vor dem Spiegel mehrere Wochen jeden Abend gemacht. Anfangs fand sie sie lächerlich und glaubte ihren Worten nicht. Aber schon nach wenigen Tagen begann sich etwas zu verändern. Nicht körperlich, sondern in ihrem Verstand. Der Verstand fand Spaß an ihren Worten und begann, ihnen zu glauben. Keine drei Wochen später wurde sie plötzlich auf ihr verändertes Äußeres angesprochen. Obwohl sie nicht wirklich glaubte, dass ihr Körper sich verändert hätte, glaubten dies andere. Das Erstaunliche daran war, dass ihr dies nicht nur einmal, sondern immer wieder passierte. Freunde, Bekannte, ihre Mutter und ihre Arbeitskollegen sahen plötzlich etwas anderes, etwas Neues in ihr.

Das war umso bemerkenswerter für sie, da sie viele Jahre überhaupt nicht beachtet worden war. Alle ihre Freundinnen hatten längst Lebenspartner oder waren sogar verheiratet, nur sie blieb allein. Für sie war das nur zu verständlich. Schließlich empfand sie sich selbst nicht als schön. Sie sah sich eher als hässliches Entlein und diese Einstellung wurde ihr auch ständig von außen bestätigt.

Viele Jahre war sie nun Single gewesen, ein überzeugter Single, wie sie mehrmals betonte. Sie hatte sich einfach damit abgefunden, sagte sie mit einer kleinen Trauer in der Stimme.

Dann hatte sie mit der Spiegelübung begonnen, und alles hatte sich verändert.

Seit einem Jahr ist sie glücklich verliebt und sie wird noch dieses Jahr heiraten. Für sie ist diese Entwicklung ihres Körpers und die Veränderung ihrer Ausstrahlung ein Wunder. Vor allem, da sie für sich eine ganz eigene Sinnlichkeit entdeckt hat, die ihr bisher verborgen geblieben war. Sie fand sich plötzlich sexy und schön. Irgendwie fand sie, dass das Leben erst jetzt für sie begonnen hat.

Und dann sagte sie mir mit einem Augenzwinkern, diese Übung sei definitiv auch eine Anleitung für besseren Sex.

Durch die *Übung vor dem Spiegel* verändert sich unser Körper, da sich unsere gesamte Einstellung zu ihm verändert. Wir beginnen, ihn wieder anzunehmen und zu lieben.

Was wir lieben, behandeln wir gut.

Also fangen wir an, unseren Körper auch wieder besser zu behandeln. Manchmal geschieht das ganz unbewusst. Fast unmerklich achten wir wesentlich mehr auf ihn und schenken ihm Dinge, die er braucht: Bewegung und gesunde

Ernährung, Liebe und Zuneigung. Vielleicht er-
tappen wir uns sogar dabei, wie wir uns strecken
und dehnen oder Sport treiben. Wir tun das aber
nicht, weil wir es müssen, sondern weil wir es lieben.

Übung zur Schönheit –
Die Spiegelmeditation

Alles was du dafür benötigst, ist Ruhe, ein bisschen Zeit und einen großen Spiegel. Vielleicht
auch etwas Mut.
Wähle dafür einen Moment aus, wenn nichts und
niemand dich stören kann und du keine Sorge
haben musst, dass jemand hereinplatzen und dich
überraschen könnte.
Stell auch bitte das Telefon ab. Und schalte, falls
möglich den Anrufbeantworter ein.
Wenn du es nicht schaffst, alleine in deiner Wohnung zu sein, dann suche dir ein Zimmer aus, wo
du für einige Zeit ungestört sein wirst. Vielleicht
schließt du auch die Tür ab.
Ein angenehmes weiches Licht wäre gut, vielleicht auch Kerzen, und natürlich die Hauptsache: ein wirklich großer Spiegel. Am besten in
Körpergröße. Bei unserem Vorhaben sollte es

auch warm sein, also drehe ruhig die Heizung etwas auf.

Du kannst auch Musik anstellen, wenn du magst. Dann fühlst du dich vermutlich auch ein wenig entspannter. Lass dir auf jeden Fall Zeit für dein kleines Vorhaben und versuche nichts zu beschleunigen.

Wenn du so weit bist, lass deinen Körper vor dem Spiegel eine Haltung finden, die dir angenehm ist, in der du dich aber immer noch im Spiegel sehen kannst. Vielleicht möchtest du gerne sitzen, auf einem Stuhl oder auf dem Boden.

Wenn du deinen Platz gefunden hast, entspanne dich und komme immer mehr zur Ruhe.

Atme am besten ein paarmal aus, bis du ganz bewusst bei dir bist und alle Hast und Hektik des Tages abgestreift hast.

Denn jetzt tust du etwas, was du wahrscheinlich nicht so oft tust: Du kümmerst dich nur um dich selbst.

Betrachte dich nun ruhig und gelassen.

Vielleicht betrachtest du dich mit einem Lächeln. Vielleicht mit einer Sorgenfalte. Vielleicht bist du ein wenig nervös, weil du dich selten so bewusst im Spiegel ansiehst. Nimm es einfach wahr und lass die Gedanken vorbeifließen. Jeder Gedanke darf sein. Lass dir dabei alle Zeit dieser

Welt. Schließlich schaut dir niemand zu, nur du selbst.

Wenn du nun wahrnimmst, dass sich bei dir allmählich eine innere Ruhe einstellt, und du dich freundlich und entspannt anschauen kannst, dann kommt der eigentliche Teil unserer Übung. Du beginnst, dich langsam auszuziehen. Kleidungsstück für Kleidungsstück. Tue dies behutsam und bewusst. Wie man einen Menschen auszieht, der einem sehr vertraut ist. Lass dir viel Zeit dabei.

Wie eine Blüte, die sich Blatt für Blatt öffnet, offenbarst du dich nach und nach dir selbst in deinem Spiegelbild.

Betrachte dich in aller Ruhe dabei. Es ist dein Körper. Dein Gesicht, deine Haare, deine Hände, deine Füße. Deine Hautfarbe.

Wie siehst du dich? Kannst du dich liebevoll betrachten, oder fängst du automatisch an, deinen Körper zu bewerten? Welche Gefühle kommen hoch?

Wenn man sich auszieht, spielen auch immer Emotionen eine große Rolle. Man entdeckt dabei viele Gesichter an sich selbst. Trauer, Angst, Stolz, Wut, Widerspruch, Neugier, Lust, vielleicht auch Frivolität. Und natürlich Scham. Denn wenn man sich nackt betrachtet, kommt man in Kontakt mit seinen Niederlagen. Oftmals schämt man sich, anders zu sein, nicht mithalten zu können. Man schämt sich für seinen eigenen Körper, der vielleicht nicht mehr als schlank oder straff genug empfunden wird. Der Busen zu klein, zu groß, der Bauch zu dick, die Hüften zu ausladend oder zu schmal, der Po zu rund, zu flach. Es gibt immer etwas, wofür man sich schämt.

Es spielt keine Rolle, wie viel Erfolg wir im Beruf haben, wie sehr wir von unseren Freunden anerkannt werden, ob wir sportliche Cracks sind oder bewundernswert Materie angehäuft haben – nackt fürchten wir uns davor, nicht geliebt und abgelehnt zu werden.

Sich mit dem eigenen nackten Körper bewertungsfrei vertraut zu machen, braucht also vielleicht viel Geduld und Vorsicht.

Oftmals gibt es Trauer und Wut über Erfahrenes – oder über nicht Gelebtes.

Die schlimmste Erfahrung
ist die der unerfüllten Sehnsucht.

Vielleicht kommt daher auch Wehmut über all die verlorenen Jahre hoch. Vielleicht steigen auch Erinnerungen auf, die du so tief vergraben hast, dass du gar keine Kenntnis mehr davon hattest.

Lass diese Gefühle zu, sie sind ein Teil von dir.

Vielleicht kommen dir auch Worte oder Sätze in den Sinn, die man zu dir gesagt hat. Oder über deinen Körper. Verletzungen emotionaler Art, die man dir zugefügt hat. Seelische Wunden, die bis heute nicht verheilt sind. Erfahrungen, die du immer wieder gerne verdrängst.

Je länger du dich in aller Ruhe im Spiegel betrachtest, desto mehr wird mit dir passieren. Normalerweise huscht unser Blick nach dem Duschen nur schnell über unseren nackten Körper. Nun aber schenken wir ihm unsere volle Aufmerksamkeit. Und das verändert unsere Betrachtungsweise. Wir bringen unseren Körper wieder in unser Bewusstsein.

Betrachte auch in aller Ruhe die Stellen an deinem Körper, die du ablehnst. Wahrscheinlich gibt es Stellen, die du nicht ausstehen kannst. Betrachte sie und versuche zu verstehen, warum dein Körper sie entwickelt hat. Möglicherweise ist dein Körper so dick geworden, damit du ganz bestimmte Erlebnisse in deinem Leben durch viel Essen verarbeiten konntest. Dein Körper hat dir dabei geholfen, damit umzugehen.

Voller Liebe hat er all die Nahrung eingelagert, die natürlich viel zu viel für ihn waren. Er hat es stillschweigend getan. Versuche, ihn deswegen nicht anzuklagen, sondern dafür dankbar zu sein.

Vielleicht gefällt dir dein Gesicht nicht. Oder andere Körperteile. Dann denk darüber nach, welche Erfahrungen du nur so und nicht anders machen konntest. Beginne zu verstehen, dass dein Körper immer auf deiner Seite steht. Von Geburt an. Vom ersten Atemzug an. Er war immer für dich da.

Wie oft warst du für ihn da?

Wie viele Jahre hat dir dein Körper schon gute Dienste geleistet? Und wie oft hast du dir Zeit genommen, ihm dafür wirklich dankbar zu sein?

Vielleicht möchtest du dir jetzt ein wenig Zeit

nehmen, deinem Körper zu danken, weil er atmet, Nahrung aufnimmt und verwertet und aufgenommene Gifte wieder ausscheidet.

Danke deinem Körper dafür, dass er so viel Arbeit leistet. Jeden Tag, jede Minute ist er für dich da. Niemals gibt er auf. Egal wie sehr du ihn schindest und forderst. Egal wie sehr du ihn beleidigst und missachtest.

Unser Körper ist wundervoll.
Ohne ihn könnten wir all die herrlichen Dinge
nicht erleben.

Schenke deinem Körper deine ganze Achtung für seine unermüdliche Leistung. Fühle die Dankbarkeit, die du ihm entgegenbringst. Gehe ganz bewusst in dieses Gefühl hinein.

Betrachte deinen Körper und freue dich über all das, was er dir ermöglicht. Durch ihn kannst du gehen, laufen, schwimmen, reden, sehen, lieben, lachen, arbeiten ...

Du kannst den Gedanken auch umdrehen und dir überlegen, was du alles nicht mehr könntest, wenn Teile deines Körpers krank wären und ihre Arbeit verweigern würden.

Auf was möchtest du auf keinen Fall verzichten? Sicherlich fallen dir da tausend Dinge ein. Mach es dir zur Angewohnheit, dich für all die Möglichkeiten, die dein Körper dir bietet, zu bedanken.

**Wenn wir zu danken beginnen,
spüren wir die Liebe zu unserem Körper.**

Spüre diese Liebe ganz bewusst. Lass dir Zeit. Die Liebe ist die stärkste Energie, die wir unserem Körper schicken können.
Diese Übung ist tiefgreifender, als du vielleicht jetzt erahnst. Sie verändert alles in dir.

Erkenne, wie schön du sein kannst.

Nachdem wir uns nun in aller Ruhe betrachtet haben, geben wir unseren Gedanken eine Richtung. Wir betrachten uns mit freundlichen Augen. Wenn du lächelst, stellt sich dieser Blick ganz von selber ein.
Sieh dich einfach an und lächle dir zu. Du kannst nicht lächeln und gleichzeitig negative Gedanken haben.

Lächeln schließt alle Zweifel aus.

Wie geht es dir dabei? Bist du aufgeregt? Bist du

neugierig? Bist du ungeduldig? Passiert dir zu wenig? Hast du es eilig? Wenn du spürst, dass du gerne weitergehen möchtest, dann lass dir erst recht Zeit.

Eile ist auch eine Form von Flucht.

Wir sind es gewohnt, eilig über die Dinge zu huschen. Nichts kann in unserem Leben mehr schnell genug gehen. Auf diese Weise vernachlässigen wir oft das Wesentliche.

Diesmal aber lassen wir uns ganz viel Zeit.

Jeder Mensch möchte gerne gesehen werden. Sich nackt zu zeigen ist die intensivste und intimste Form des Gesehenwerdens. Betrachte dich also in aller Ruhe in deiner schamlosen Schönheit.

Beobachte deinen Atem und wie sich dein Oberkörper hebt und wieder senkt. Wusstest du, dass dein Körper jeden Tag 12 000 Mal diese Arbeit verrichtet? Er tut das, ohne dass du es steuern musst.

Beobachte deine Haut, deine Gelenke. Spüre die Wärme und Intimität des Augenblicks.

Wenn du das Gefühl hast, deinen Körper genügend mit dieser Liebesenergie gestärkt zu haben, lenke deine Konzentration auf das, was dir an deinem Körper gefällt. Das können die Haare sein, der

Mund, die Schultern, ein Finger, der große Zeh, die Brüste oder der Po. Vielleicht ist es die Rundung deines Nackens, vielleicht sind es auch die Schenkel oder dein Geschlecht. Vielleicht ist es auch »nur« der Bauchnabel. Es wird immer etwas geben, das dir gefällt.

Was auch immer du betrachtest, tue es lächelnd.

Wenn du lächelst, lächelt deine Seele.

Wenn du lächelst, ziehst du die Leichtigkeit wieder in dein Leben. Alles was leicht ist, beginnt zu fließen. Alles was fließt, verbindet sich mit dem Fluss des Lebens. Spüre, wie sich tief in deinem Inneren deine wahre Schönheit entfaltet.

Du hast dich nur davon abgeschnitten. Durch all die Urteile, die du jeden Tag über dich selber gefällt hast, hast du dich von deiner wahren Schönheit abgetrennt.

Richte deine ganze Aufmerksamkeit auf das, was dir an dir gefällt, und sprich die folgenden Sätze nach, wenn du so empfinden kannst. Wenn nicht, denke sie einfach und stell dir vor, wie es sich anfühlen könnte, so zu empfinden:

Ich bin offen und bereit dafür,
dass sich mein Wunsch nach Schönheit
jetzt manifestiert.
Ich kann das Wunder des Lebens jetzt in
meinem Leben wahrnehmen.
Ich weiß, dass die negativen Gedanken
nicht zu mir gehören
und sie mit jedem Tag schwächer und
schwächer werden.
Ich liebe meinen Körper
und betrachte ihn voller Bewunderung.
Ich bin schön und begehrenswert.
Und es steht mir zu, so zu sein.
Ich bin dankbar für meine Schönheit
und Gesundheit.

Lass dir Zeit. Du kannst die Sätze so oft denken
oder sagen, wie du willst. Spüre, wie dein ganzer
Körper jeden Atemzug aufsaugt und in lebensbe-
jahende Energie umwandelt.
Schau dich aus verschiedenen Perspektiven an.
Nach einer Weile wird das Gefühl der Liebe zu
deinem Körper in dir wachsen, denn dein Blick
auf deinen Körper wird sich verändern.
Vielleicht lädst du die Anerkennung für deinen
Körper sogar wieder in dein Leben ein. Wie wunderbar müsste es für ihn sein, wenn er wieder von

dir geliebt wird. Liebe heilt alle Wunden. Liebe verbindet. Liebe lässt wahre Schönheit entstehen. Vielleicht magst du diese Energie jetzt sehr gezielt an deinen Körper senden. Dann betrachte die jeweilige Stelle deines Körpers, zum Beispiel deine Hand, und sage: »Ich liebe meine Hand.« Dann gehe zum Ellbogen und sage: »Ich liebe meinen Ellbogen ... Ich liebe meine Schulter ... Ich liebe meinen Hals.«

Betrachte jede Stelle deines Gesichtes und sage: »Ich liebe meine Haare. Ich liebe meine Stirn. Ich liebe meine Augen.« Mach dies für alle Stellen an deinem Körper, denen du diese Energie zusenden möchtest.

Beginne deinen Körper anzunehmen. Versöhne dich mit ihm. Es ist dein Körper. Du hast ihm die Wunden zugefügt, ihm die Narben beigebracht, ihn vernachlässigt. Wie oft hast du ihn beschimpft? Gequält? Ihn Dinge tun lassen, die er nicht mochte, die ihm nicht guttaten? Orientiere dich jetzt neu.

Schau mit dem positivsten Gefühl auf dich, dessen du im Augenblick fähig bist. Vielleicht mit Dankbarkeit und Wohlwollen, oder mit Liebe und Bewunderung. Vielleicht findest du dich sogar erotisch und kannst es genießen.

Womöglich kannst du spüren, wie dein Körper

anfängt, sich unter deinem freundlichen Blick zu verändern.

Erlaube deinem Unbewussten jetzt deinen Körper anzuleiten, einfach du selbst zu sein.

Spüre, wie Energien anfangen, sich zu verschieben und zu verändern. Sie kommen in Bewegung, geladen mit neuer Energie. Spüre, wie gut sich das anfühlt.

In jedem Körper herrscht Schönheit. In jedem Muskel die Sehnsucht nach Entspannung. In jeder Zelle der Wunsch nach Ausgeglichenheit. Mit jedem Atemzug wird der Körper nun erfüllt von deiner neuen Betrachtungsweise. Du kannst es dir jetzt erlauben, wirkliche Schönheit zuzulassen. Irgendwann fängt dein Körper an, eine neue Information zu empfangen. Die Information: »Ich bin schön.«

Jetzt verstehst du auch den Spruch: »Wahre Schönheit kommt von innen«. Nur du kannst deine Schönheit formen. Deine Gedanken über dich selbst wirken auf deinen Körper. Spüre die Kraft und Energie, die sich durch deine innere Schönheit entwickelt. Richte deine Aufmerksamkeit auf diese Strahlkraft. Spüre, wie sich all die Moleküle in deinem Körper nach deinen Gedanken gestalten. Dein Körper speichert all die Informationen, die du ihm gibst. Sprich oder denke, sooft du es möchtest: »Ich bin schön und begehrenswert.«

Wir verbinden durch unsere neue Wahrnehmung unseren Körper mit dem Bereich von Schönheit.

Wenn du so weit bist, atme ein paarmal tief und kräftig ein und aus, bewege behutsam deinen Körper und verabschiede dich von deinem Spiegelbild.

Kleide dich in aller Ruhe wieder an, oder wenn du allein in der Wohnung bist, bleibe nackt und genieße dein neues Körperbewusstsein.

Was auch immer du jetzt tust, bleibe in Kontakt mit dem, was tief in dir berührt wurde.

Wenn wir dies einige Abende lang wiederholen, wenn wir für einige Zeit mit uns und unserem Körper so achtungsvoll umgehen, werden wir immer mehr Stellen an ihm entdecken, die uns gefallen. Mit jedem Tag nehmen wir mehr von uns an. Unser Körper ist schön und wundervoll. Er leistet ungeheuer viel und wird nun, da wir ihm unsere Achtung und Anerkennung schenken, mit jedem Tag schöner.

Wir beginnen seine innere Schönheit zu sehen. Die innere Schönheit zieht die äußere Schönheit an. Fülle zieht immer weitere Fülle in unser Leben.

Und damit wird unser Körper auch tatsächlich immer schöner.

Wenn wir nun künftig voller Überzeugung den Wunsch »Ich bin schön« aussenden, ist unser geheimer Widerstand bereits wesentlich kleiner geworden. Und mit jedem Tag vor dem Spiegel wird er immer mehr abnehmen, bis er nicht mehr vorhanden ist. Der Wunsch kann sich endlich manifestieren.

Übung
- Stell dich entspannt vor den Spiegel.
- Beginne dich zu entkleiden.
- Danke deinem Körper für seine Arbeit, die er für dich leistet.
- Wende dein Augenmerk auf die Dinge, die dir an deinem Körper gefallen.
- Schicke ihnen Liebe.
- Verbinde dich mit dieser Schönheit.
- Behalte das Bild deiner Schönheit im Kopf.

Ich lasse meine Schönheit zu.

Unsere fest verankerten Überzeugungen können eine solche Kraft entwickeln, dass selbst ein wunderschöner Körper sich immer mehr zu seinem Nachteil verändert.

Die gute Nachricht ist aber, dass wir diese Entwicklung genauso gut auch wieder umdrehen können. Und zwar schneller, als viele von uns glauben mögen.

Wie das Beispiel der folgenden Geschichte erzählt, die deswegen so bedeutsam ist, weil sie uns den wesentlichen Schlüssel zu unserer Schönheit zeigt.

Wie eine Frau Angst vor ihrer eigenen Schönheit hatte

Auf einem meiner Seminare erzählte mir eine Frau, sie empfinde sich selbst als so wenig liebenswert, dass sie ihrem heutigen Partner kein Wort glaubte, als er sich für sie zu interessieren begann. Obwohl er ihr immer und immer wieder seine Liebe bekundete, zweifelte sie an der Wahrheit seiner Worte.

Selbst als sie bereits zusammen waren, glaubte sie ihm kein Wort. Sie nahm sogar gewaltig an

Gewicht zu, um ihn abzustoßen und ihm zu beweisen, dass er sich irrte.

Aber er blieb. Er dachte gar nicht daran, sie zu verlassen. Sie legte noch mehr an Gewicht zu und beschrieb sich selbst als eine runde Tonne. Innerhalb von zwei Jahren hatte sie 28 Kilo zugenommen. Wer soll so etwas schon mögen?

Aber der Mann meinte *sie*. Ihm war es egal, was sie mit ihrem Körper anstellte. Er liebte sie. Er blieb bei ihr und schenkte ihr nach wie vor seine Bewunderung.

Sie war, wie sie sagte, ein dicker, hässlicher Kloß. All ihre Schönheit war verschwunden. Ihre Mutter nannte sie »Rollmops« und ihr Mann ... machte ihr einen Heiratsantrag!

Für sie war das unfassbar. Von Kindheit an hat sie zu hören bekommen, wie dumm, einfältig, naiv und wenig liebenswert sie sei. Ihr Vater hatte alles an ihr abgelehnt. All diese Wahrheiten hatten sich tief in ihr Zellsystem eingegraben. Da gab es keinen Raum mehr für andere Wahrheiten.

Um diese scheinbaren Unfähigkeiten zu überspielen, hatte sie schon als Teenager und später auch als junge Frau einen Traumkörper, auf den sie sehr achtete. Sie galt als durchaus attraktiv. Aber was half das? Sie fühlte sich minderwertig. Nicht im Hinblick auf ihr Aussehen, aber in ihrem Inneren.

Weil sie so schön war, hatte sie in ihrer Jugend viele kleine Jobs als Model und natürlich viele Verehrer. Eigentlich ein Ziel, das sich viele von uns wünschen.

Und dennoch lag genau darin ihre größte Sorge. Woran sollte sie erkennen, dass ein Mann wirklich sie meinte und nicht nur ihr Äußeres? Und was, wenn jemand herausfinden würde, wie dumm und einfältig und unmöglich sie doch in Wahrheit sei?

Es gelang ihr nicht, sich wirklich einzulassen und den Beteuerungen ihrer Partner Vertrauen zu schenken. So zerbrach eine Partnerschaft nach der anderen. Ihr war durchaus bewusst, dass sie daran einen großen Anteil hatte, da sie Liebesschwüren keinen Glauben schenkte und damit jeden Mann irgendwann zum Rückzug veranlasste. Sie war also durchaus schön, aber im Inneren einsam.

Die Liebe hatte sie auf diese Weise natürlich nie erfahren. Im Inneren liebte sie nicht. Weder sich noch andere. Sie mochte ihren Körper und nahm an, andere könnten daher auch nur ihren Körper, niemals aber ihr wahres Wesen lieben.

Als dann jemand kam, der scheinbar tiefer in ihr Wesen einstieg, war das so unfassbar für sie, dass sie die gespielte Schönheit aufgab. Und erst als ihr Mann noch immer bei ihr blieb, obwohl sie doch gar nicht mehr den Körper besaß, den man mögen konnte, öffnete sie sich für das Wunder der Liebe.

Obwohl sie also bereits einen wundervollen Körper besaß, ging sie zurück zu ihrer inneren Wahrheit: »Ich bin nicht liebenswert.« Der Suggestivsatz ihres Vaters hatte sie noch immer in der Gewalt. Auch noch 15 Jahre später.

Erst als sie erkannte, dass dieser Befehlssatz, den sie einfach übernommen hatte, gar nicht wirklich stimmte, sondern nur die Meinung ihres Vaters war, und dass es durchaus einen Mann gab, der sie mochte, wandelte sich ihr Körper zu neuer Schönheit.

**Erst als sie begann,
sich wirklich anzunehmen,
konnte sie auch die Liebe anderer annehmen.**

Heute ist sie schlank und hat ihre gewünschte Traumfigur. Aber sie besitzt noch etwas, was sie vorher nicht hatte: strahlende glückliche Augen. Früher betrachtete sich diese Frau auch oft im Spiegel. Aber sie sah nicht wirklich sich, sondern nur ihren Körper, den sie wie ein Kapital einsetzen konnte.

Heute sieht sie sich. Heute sieht sie, wie wunderschön sie geworden ist.

Als ich sie fragte, wie sie denn wieder abgenommen habe, sagte sie mir nur, dass sie begonnen hatte, sich anders zu betrachten. Sie mochte plötzlich, was sie im Spiegel sah. Obwohl ihr Körper alles an Schönheit verloren hatte, mochte sie sich. Sie betrachtete sich mit seinen Augen, mit den Augen der Liebe.

Als sie dann noch meine Spiegelmeditation las, fühlte sie sich vollends bestätigt.

Die Augen der Liebe sind einer der Hauptschlüssel auf dem Weg zu einem wundervollen Körper.

Affirmationen

☆ Ich bin schön. Und mit jedem Tag bin ich schöner.

☆ Ich bin einzigartig und schön.

☆ Ich bin in Resonanz mit der Schönheit.

☆ Ich betrachte mich selbst mit den Augen der Freude.

☆ Ich liebe mich in jedem Augenblick, so wie ich bin.

☆ Ich liebe meine sinnliche Ausstrahlung.

☆ Ich liebe meine Weiblichkeit/meine Männlichkeit.

☆ Ich bin begehrenswert.

☆ Ich bin mit meinem Körper in Liebe verbunden.

☆ Ich erlaube mir, meine innere Schönheit mit meiner äußeren Schönheit zu verbinden.

Schlüssel 7

Rede mit deinem Körper nur positiv

Kommuniziere mit deinem Körper

Wie wir ja bereits wissen, haben die meisten von uns sich angewöhnt, nicht sonderlich nett mit sich selbst umzugehen. Wir sagen Dinge über uns selbst, die wir niemand anderem jemals zugestehen würden. Wir finden die größten Beleidigungen für uns und sagen sie in Gedanken oder auch nicht selten laut.

Genau das sind unsere ganz alltäglichen, ständig wirkenden Wünsche, denn sie werden zu Überzeugungen.

Erinnern wir uns: Wenn wir anhaltend negativ über uns denken, bauen sich die zuständigen Areale in unserem Gehirn um und es werden andere Hormone und Neurotransmitter an unseren Körper gesendet, und zwar solche, die unseren Körper so formen, wie wir über uns denken.

Immer wieder werde ich nun gefragt, wie man

denn diesen störenden inneren Dialog verändern könnte. Eigentlich ist das ganz einfach:

Erkennen – beenden – ersetzen.

1. Erkenne, was du über dich sagst

- Lenke dein Bewusstsein auf all deine Äußerungen, die du täglich an dich richtest.
- Notiere jeden Gedanken und jede Äußerung über dich in einem Büchlein.

Auch alles, was wir gerne als Witz oder in Sarkasmus verpacken, hat eine ziemliche Wirkung. Der Verstand kann nicht abstrahieren. Er kennt keinen Unterschied zwischen Witz und Ernst.

Bei Witzen versteht der Verstand Folgendes: Du hast einen galanten Weg gefunden, um mit all den scheinbaren Mängeln umzugehen. Bevor man es dir vorwerfen kann, wirfst du es dir selber in einem Witz verpackt vor. Deine Überzeugung ist dabei für deinen Verstand ziemlich deutlich.

Was wir im Spiegel sehen, ist immer nur das Resultat unserer bisherigen Meinung über uns.

2. Hör auf, dir ständig Hässlichkeit herbeizurufen

- Jedes Mal, wenn dir so ein selbstzerstörerischer Gedanke bewusst wird, lass ihn augenblicklich wieder los und gib ihm keine weitere Kraft.
- Auch wenn du glaubst, dass dieses vernichtende Urteil eigentlich der Wahrheit entspricht, verfolge ihn nicht weiter.
- Bewerte auch nicht, ob er richtig oder falsch ist. Geh diesem Gedanken einfach nicht weiter nach.

Und sobald du entdeckst, dass du so einen Satz denkst, halte kurz inne. Schmunzle meinetwegen darüber oder freue dich, wie bewusst du nun mit dir umgehst. Nur eins tust du auf gar keinen Fall: dich darüber zu ärgern!

Zum Beenden von Negativsätzen affirmiere ab jetzt Folgendes:

- Jedes Mal, wenn ich negativ über mich denke oder dies äußere, wird es mir bewusst und mir wird klar, dass dies nur Gedanken sind.
- Diese Gedanken gehören der Vergangenheit an. Sie haben in der Vergangenheit mein Leben bestimmt.

- In diesem Moment ändert sich mein Leben, denn jetzt ändern sich meine Gedanken über mich selbst.
- Meine eigene Wahrheit ist die allein gültige für mich.
- Nach dieser Wahrheit entwickelt sich mein Leben.

Der Verstand lernt unglaublich schnell dazu. Schon bald wirst du, bereits während sich so ein negativer Satz entwickelt und sich in deinem Mund zu formen beginnt, zu schmunzeln beginnen und diesen Gedanken nicht weiter denken. Er wird dir merkwürdig und fremd vorkommen und du wirst ihn nicht mehr aussprechen wollen. Warum auch? Jetzt, wo dir aufgefallen ist, wie albern es ist, über dich selbst schlecht zu denken und deinen Körper in diese Richtung zu *formen*.

3. Rede mit deinem Körper nur positiv – und zwar laut

Im dritten Schritt können wir das bisherige Instrument der negativen Autosuggestion einfach umdrehen und uns positiv »umpolen«. Wir reden zwar mit unserem Körper, aber nun auf eine harmonische und angenehme Art und Weise. Vor allem aber tun wir dies laut.

**Das gesprochene Wort ist kraftvoller
als ein stummer Gedanke.**

Es gibt unzählige Untersuchungen, die belegen, dass der Körper die Schwingung der Stimme aufnimmt und sich danach ausrichtet.

Die Zellen *hören* auf den Klang und die Frequenz unserer Stimme.

Deshalb werden in vielen östlichen Religionen die Mantras auch laut gesungen. Ihre beseelende Wirkung auf den menschlichen Körper ist in den östlichen Traditionen schon lange bekannt.

Nun beginnt sich dieses Wissen auch bei uns durchzusetzen und wird immer öfter wissenschaftlich nachgewiesen.

Darum ist lautes Singen oder Summen so wesentlich für unseren Körper, unser Wohlbefinden und unsere Schönheit.

Wir können also alle positiven Suggestionssätze, die wir an unseren Körper richten, leise in Gedanken sagen, aber noch besser ist es, wenn wir dies laut tun.

In welche Richtung soll sich dein Körper verändern oder entwickeln so? Lass deinen Körper all deine Wünsche wissen. Dein Körper kann sich nach deinen Gedanken und Worten entwickeln.

Übung

- Beschenke dich und deinen Körper mit den Affirmationen, die du dir wünschst, und sprich sie laut aus.
- Rede mit deinem Körper so freundlich und zuvorkommend, wie du es mit deinem besten Freund tun würdest, oder wie mit einem Menschen beim ersten Date.
- Rede mit deinem Körper wie mit einer Person, die du liebst und nicht verlieren möchtest.
- Wenn dir wieder einmal etwas an dir selbst missfällt, kannst du den negativen Gedanken mit einer positiven Affirmation ersetzen.
- Sobald du zum Beispiel denkst: »Ich bin fett«, sage laut: »Ich bin voller Leichtigkeit.«
- Auf diese Weise beschäftigst du deinen Geist mit den Wünschen, die du in dein Leben ziehen möchtest.
- Und wenn du Lust hast, dann verfolge genau diesen Gedanken weiter. Erzähle dir, wie schön du bist, wie wundervoll und wie dankbar.
- Rede mit dir, sooft es nur geht. In Gedanken oder laut.
- Vor allem vor dem Schlafengehen und morgens vor dem Aufstehen. Aber auch in der

U-Bahn oder im Aufzug, beim Warten in einer Schlange oder in der Werbepause beim Fernsehen.

Der Verstand und unser Unterbewusstsein beginnen schon recht bald, unseren Selbstsuggestionen Glauben zu schenken, und entwickeln sich in diese gewünschte Richtung.

Affirmationen
- ☆ Ich bin in liebevoller Kommunikation mit meinem Körper.
- ☆ Ich liebe meinen Körper und betrachte ihn voller Bewunderung.
- ☆ Ich bin mit meinem Körper in Harmonie verbunden.
- ☆ Alles was ich über mich und meinen Körper sage, ist positiv.
- ☆ Ich denke ab jetzt voller Liebe über mich und meinen Körper.
- ☆ Mein Körper ist wundervoll.
- ☆ Ich bin kraftvoll und gesund.
- ☆ Ich bin schlank.
- ☆ Ich gefalle mir.
- ☆ Ich habe einen wundervollen Körper.
- ☆ Ich bin gesund und das zeigt mein Körper.

☆ Ich bin schön und begehrenswert.

☆ Ich bin offen und bereit dafür, dass sich mein Wunsch nach Schönheit jetzt manifestiert.

Du kannst deinen Körper auch wie eine Person behandeln, die du unglaublich gerne magst:

- Wie schön du bist!
- Danke, dass du mich unterstützt.
- Ich mag dich sehr.
- Du siehst fantastisch aus.

Hauptsache, du sprichst mit deinem Körper. Yvonne jedenfalls hat es getan.

Hallo Pierre,
Übergewicht ist eine »Anhäufung« von falschen Glaubenssätzen. Es ist genial. Ich sag's Dir, seit mir das bewusst ist, ist Abnehmen nur noch ein angenehmer Nebeneffekt.
Fast 20 Jahre so ziemlich alles ausprobiert: von der Eier-, Suppendiät, über Trennkost, Blutgruppen, ohne Fett, ohne Kohlenhydrate und so weiter. Immer mit demselben Resultat: Nach monatelanger Selbstkasteiung hatte ich wieder das gleiche Gewicht.
Bei einer Familienaufstellung kam zutage, was

ich alles für meine Mutter trage … Das Gewicht war mit dabei … BINGO, ja klar … Es war erstaunlich, innerhalb eines Jahres verlor ich über 10 Kilo. Ohne Diät, einfach weil sich meine Nahrungszufuhr normalisiert. Mittlerweile war ich von 85 Kilo runter auf 74 Kilo.

Gestecktes Ziel waren aber 65 Kilo …

Eigentlich hatte ich mein Ziel schon abgehakt, als ich Dein Buch »Gesetz der Resonanz« im Frühjahr gelesen habe.

Ha, dachte ich, warum spreche ich nicht mit meinem Stoffwechsel und bitte ihn, mir zu helfen, die 65 Kilo noch zu erreichen? Also habe ich mich mit meinem Stoffwechsel verschworen und mit ihm kommuniziert.

Heute weiß ich: Abnehmen hat mit Essen sehr wenig zu tun. Übergewicht ist vom Körper wie jede andere Krankheit ein Zeichen, zu weit von sich und seinen Bedürfnissen entfernt zu sein.

Ich bin um einige Wunder reicher.

Liebe Grüße aus der Schweiz,

Yvonne

Sätze, die dir schwerfallen, sind deine Schlüsselsätze

Nicht immer wird es uns so leichtfallen, positive Sätze laut über uns zu sagen. Manchmal ist es wesentlich einfacher, sie nur zu denken.

Vor allem dann, wenn wir »irgendwie« nicht von der Richtigkeit der Sätze *überzeugt* sind.

Was also, wenn wir an der Erfüllung unseres Wunsches zweifeln und parallel durch unsere *unbewussten* Überzeugungen Visionen und Bilder eines fettleibigen, unförmigen Körpers aufbauen? Schließlich sind auch diese Bilder nichts anderes als ein Schöpfungsprozess. Wir erschaffen und manifestieren also ebenso diese Realität.

»Wenn viele Überzeugungen nun unbewusst sind«, wirst du sagen, »dann haben wir von ihnen ja keine Kenntnis. Also können wir sie auch nicht beeinflussen.«

Das stimmt nur bedingt.

Letztendlich brauchen wir gar nicht alles zu wissen. Viel wesentlicher ist es, dass wir an unseren bewussten Überzeugungen arbeiten, denn diese beeinflussen zwangsläufig auch unsere unbewussten Überzeugungen.

Beim Aussprechen von bestimmten Glaubenssätzen erkennen wir sofort an unserer Körper-

sprache, ob wir sie uns selbst glauben oder nicht.

In meinen Seminaren lasse ich aus diesem Grund die Teilnehmer gerne mehrere Sätze sagen, die ich ihnen vorgebe. Ihnen gegenüber steht ein zweiter Teilnehmer, der den neutralen Beobachter spielt und nun beurteilen soll, ob er den Aussagen seines Partners Glauben schenken kann. Seine Aufgabe besteht darin, darauf zu achten, ob derjenige, der die Sätze sagen soll, unsicher wirkt, hin- und herzappelt, ausweicht, mit den Augen flackert, den Blick nicht halten kann oder nur zu überzeugen versucht. Der Beobachter gibt also ein Feedback, wie die einzelnen Sätze auf ihn wirken.

Diese Übung fällt vielen schwerer, als man zunächst annehmen mag. Anfangs denken viele noch, es sind doch nur Sätze, was soll daran so schwierig sein? Wir sagen doch Tausende von Sätzen am Tag.

Ja, aber nicht solche, die unseren tiefsten Sehnsüchten entsprechen. Es ist eben alles andere als einfach, gewisse Dinge über sich selbst überzeugend zu sagen, wenn man in der Tiefe seines Herzens nicht wirklich davon überzeugt ist.

In all meinen bisherigen Seminaren waren es stets die beiden folgenden Sätze, die den Teilnehmern bei dieser Übung am schwersten fielen:

»Ich bin liebenswert«, und: »Ich bin sexy.«
Gebe ich diese beiden Sätze vor, geschieht immer das Gleiche. Zunächst brechen alle in Lachen aus. Lachen ist eine sehr gute Möglichkeit, Dinge von sich fernzuhalten. Denn wenn wir über etwas lachen, dann brauchen wir es nicht ernst zu nehmen.

»Ich bin liebenswert« geht uns eben nicht so einfach über die Lippen.

»Ich bin sexy« ist noch eine Steigerung. Stets herrscht hier die größte Heiterkeit. Dabei steckt in dieser Aussage unsere größte Sehnsucht. »Ich bin sexy« heißt nichts anderes als: »Ich bin schön, ich bin wundervoll, begehrenswert, anmutig, ich mag mich, es macht Spaß, mich anzusehen ...«

Vor allem bedeutet diese Aussage aber auch: »Ich bin liebenswert.« Also der Liebe wert. Und wer der Liebe wert ist, ist auch wertvoll genug, alle Geschenke vom Kosmos zu erhalten. Einen liebenden Partner, Harmonie, Geborgenheit, Zärtlichkeit, Aufmerksamkeit, Zuneigung, Anerkennung, Achtung, Liebe und wundervolle Blicke.

»Ich bin sexy« schieben wir aber gerne weit von uns weg. Sexy sind nach unserer Auffassung stets nur die anderen. Die Models auf den Plakaten, die Moderatorinnen im Fernsehen, die Filmschauspielerinnen und -schauspieler.

**Auf diese Weise schieben wir die Idee,
dass unser Körper wundervoll und sexy ist,
immer weiter von uns weg.**

Dabei wollen wir doch den gerade haben.

Um unsere Überzeugungen zu wandeln, ist es sehr hilfreich, unseren Visionen, Bildern und Wünschen eine körperliche Erfahrung zu geben. Dies geht am besten mit unserem Überzeugungsspiel, das ich eben beschrieben habe und das wir sehr gut auch alleine zu Hause vor dem Spiegel ausführen können.

Wir sagen diese tiefen Glaubenssätze unserem Spiegelbild. Dabei merken wir sofort, welche Aussagen wir unserem Spiegelbild glauben können und welche nicht.

Zunächst ist das Überzeugungsspiel nichts anderes als eine Bestandsaufnahme.

Wir erkennen an unserem Körper, an unserer Haltung, an unserer Mimik oder an unserer Stimme ziemlich schnell, welche Aussagen uns schwerfallen, wovon wir also nicht überzeugt sind.

Diese Einsicht ist sehr wesentlich.

**Denn auf diese Weise kennen wir nun
unsere wahren unbewussten Überzeugungen,
die uns auf dem Weg
zu unserem Traumkörper behindern.**

Wir wissen nun, wie wir zu uns stehen und welche Energien wir beständig an unseren Körper senden.

Wollen wir dies ändern, müssen wir nur noch diese störenden – und nun gar nicht mehr so *unbewussten* – Überzeugungen in den Griff bekommen und transformieren.

Folgende Übung ist daher ein kleiner *Turbo* auf dem Weg zu deinem Traumkörper. Ich mache diese Übung immer wieder gerne auf meinen Seminaren und stets verändert sich gerade durch sie erstaunlich viel.

Lieber Pierre,
ich war auf Deinem Seminar im Mai in München. Dort mussten wir die Sätze sagen – Du weißt schon, liebenswert und sexy und so und ob der andere sie glaubt, wenn wir sie sagen. Wir haben alle sehr gelacht. Aber ich habe diese Sätze vor dem Spiegel geübt, wie Du gesagt hast. Was

soll ich Dir sagen? Nach nicht mal einer Woche haben andere diese Sätze zu mir gesagt. Ist das nicht wundervoll?! Es funktioniert. Danke, danke. Melanie

Übung
- Stell dich vor den Spiegel und sage deinem Spiegelbild immer wieder: »Ich bin sexy.« Und zwar laut.
- Mit Sicherheit wirst du das am Anfang belustigend finden. Oder peinlich. Oder unglaubwürdig.
- Du wirst jedenfalls sofort feststellen, ob du deinem Spiegelbild Glauben schenken kannst oder nicht. Sei nicht überrascht, wenn du dir anfangs selbst kein Wort glauben magst.

Das ist auch kein Wunder. Hätten wir bereits diese Überzeugung, wäre es schon längst an unserem Körper abzulesen.

»Ich bin sexy und liebenswert« ist also unser Ziel. Um dieses Ziel zu erreichen, ist die Übung vor dem Spiegel ein kleiner D-Zug. Je spielerischer wir damit umgehen, umso erfolgreicher werden wir sein.

Probiere auch andere Sätze aus.

- Achte darauf, dass deine Stimme dabei weich und angenehm klingt.
- Dein Körper nimmt die Schwingung deiner Stimme auf.

Wenn du dies öfter vor dem Spiegel wiederholst, abends vor dem Schlafengehen, morgens beim Aufstehen, beim Zähneputzen oder wenn du in einem Schaufenster dein Spiegelbild erkennst, wirst du schon sehr bald eine Veränderung in dir wahrnehmen.

- Du wirst nicht mehr so unsicher vor dem Spiegel stehen.
- Deine Körperhaltung wird aufrechter.
- Deine Stimme wird etwas voller und tiefer werden, wenn du dir diesen Satz sagst.
- Du beginnst, diese Wahrheit im Solarplexus zu spüren.
- Du beginnst, dich im Sinn dieses Ideals zu entwickeln.
- Dein Selbstwertgefühl wird zunehmen.
- Schon bald werden andere dich auf dein verändertes Äußeres ansprechen.

Wenn du dir dann noch angewöhnst, dabei zu lächeln, wird sich diese positive Entwicklung beschleunigen. Und schon bald wirst du dich auch trauen zu sagen: »Ich bin sexy.«

Denn ja, das bist du. Es gibt keinen Grund, diesen Wunsch weiterhin auszulagern.

Wenn du beginnst, dich selbst als sexy zu sehen, werden dich sehr rasch auch alle anderen so sehen.

Und ganz ehrlich? Wäre es wirklich so lächerlich, wenn du einen sexy Körper hättest? Oder wäre es einfach schön?

Lieber Pierre,

als Du Dein Wochenendseminar in Hamburg gegeben hast, ging ich in einer Übung von Person zu Person und sagte: »Mit Leichtigkeit erreiche ich mein Wunschgewicht!«

O.k., das war das eine. Ehrlich, ich war nun wirklich nicht bereit, den Anwesenden im Raum mitzuteilen, um wie viel Kilo es sich handeln sollte ... Hätte ich es getan, ich wäre die Kilos früher losgeworden.

Aber woher sollte ich denn genau wissen, wie viel Kilos das sind? So kreierte ich mir folgende Affirmation: »Ich erhalte mit Leichtigkeit das Idealgewicht für meinen Körper.«

Ha! Das fühlte sich nun so richtig super an.

Aufgrund einer medizinischen Diagnose – um einen drohenden Diabetes abzuwenden – hieß es plötzlich klipp und klar: Es müssen mindestens 25 Kilo Gewicht reduziert werden! Peng! Aua, doch so viel! Nun stand eine Zahl im Raum!

Wie gut, dass ich nun meine Affirmation hatte und eine Kiloangabe im Hinterkopf, ehrlich.

Ich affirmierte weiter und merkte nach einiger Zeit: Mein Geschmack veränderte sich, und der Wohlgenuss an Obst und Gemüse stieg ständig an und ich merkte, dass mir die »Dickmacher« gar nicht mehr so recht schmecken wollten.

Um mich weiter zu unterstützen, grinste ich mich tagsüber immer öfter im Spiegel an und sagte mir: »Wow, du siehst heute wirklich gut aus! Und du hast abgenommen … Wunderbar!«

Inzwischen habe ich innerhalb von einem halben Jahr zwei Kleidergrößen hinter mir gelassen und die dritte ist in greifbare Nähe gerückt! Immer öfter bekomme ich Annerkennung und Komplimente von Menschen, wie toll ich abgenommen habe, und die Frage: »Wie hast du das gemacht?« Als angehender »Erfolgreich-wünschen-Coach« kann ich nun ganz gelassen antworten:

»Mit Leichtigkeit, mit ganz viel Leichtigkeit!«

Herzliche Grüße

Christine

Affirmationen vor dem Spiegel

☆ Ich habe zu jeder Zeit die Kontrolle über meine sinnlichen Signale.
☆ Ich bin liebenswert.
☆ Ich bin sexy.
☆ Ich bin wundervoll.
☆ Ich bin ein Geschenk für jeden Mann (oder jede Frau).
☆ Wow, du siehst heute wirklich gut aus!
☆ Und: Du hast abgenommen … Wunderbar!

Regelrecht erzogen zur falschen Ernährung

Nun haben wir so einiges über unsere unbewussten Überzeugungen gehört und auf welche Weise sie für die Gestaltung unseres Körpers verantwortlich sind.

Unbewusste Überzeugungen führen also zu Programmen im Gehirn, die unser Verhalten beeinflussen. Vieles, was wir tun, nehmen wir oft gar nicht bewusst wahr. Manchmal sind das sogar recht merkwürdige Dinge.

Das meiste davon wurde uns regelrecht antrainiert. Und zwar schon von Kindesbeinen an. Obwohl es doch damals alle so gut mit uns meinten, führen viele dieser Programme seltsamerweise dazu, dass wir immer übergewichtiger werden. Wir wurden nämlich zur falschen Ernährung erzogen.

Der Griff nach Süßigkeiten

Die meisten von uns lieben Süßigkeiten. Ganz besonders Schokolade.

Natürlich ist dafür auch die Kakaobohne verantwortlich, die unser Gehirn veranlasst, Serotonin – also Glückshormone – auszuschütten. Wenn wir Schokolade essen, sind wir also kurzzeitig glücklich.

Es gibt aber einen noch viel wesentlicheren Grund, warum wir so nach Schokolade gieren.

Wir setzen Schokolade mit Belohnung gleich.

Wenn wir als Kind etwas gut gemacht hatten, bekamen wir zur Belohnung ein Stück Schokolade oder ein Bonbon. Waren wir dagegen unartig, wurde uns jegliche Art von Süßigkeit entzogen.

Sehr rasch verbanden wir Lob, Anerkennung und Liebe mit Süßigkeiten. Wenn wir Schokolade bekamen, waren wir nicht nur lieb, sondern man *hatte* uns vor allem lieb.

Die Welt war in Ordnung. Und ... wir waren glücklich.

Dieses Bewusstsein hat sich so tief in uns eingeprägt, dass wir noch heute Süßes mit Lob und Anerkennung gleichsetzen. Wenn wir Schokolade essen, ist es so, als würden wir uns selbst loben, als würden wir uns selbst Anerkennung zollen, als würden wir uns selbst beweisen: Ja, wir sind gut. Ja, die Welt ist in Ordnung. Ja, wir werden geliebt.

Süßigkeiten gelten als Ausdruck von Zuneigung.

Das wurde uns schließlich schon als Kind so beigebracht.

Noch heute schenken wir jemandem, den wir lieb haben, Pralinen, und am Valentinstag werden ganze Bouquets von Herzpralinen oder bunte Schachteln mit Süßigkeiten als Ausdruck unserer Anerkennung, Zuneigung und Liebe verschenkt. Aber auch wenn wir traurig waren, uns verloren fühlten oder uns wehgetan hatten, bekamen wir als Trost und Ablenkung Schokolade.

Als Erwachsene haben wir für uns also *übersetzt*, dass wir in unseren traurigen Lebensphasen Süßigkeiten regelrecht *brauchen*, um glücklich zu sein.

Kein Wunder, dass wir noch heute, wenn wir allein und einsam und depressiv sind oder Liebeskummer haben, wieder nach der »Geborgenheit« versprechenden Schokolade greifen. Wir kennen es ja nicht anders. Schokolade ist zu unserem Seelentröster geworden.

In einer Welt, in der wir uns ziemlich oft einsam und verloren fühlen, ist Schokolade zu einer Art Ersatz an Liebe und Geborgenheit geworden. Schokolade soll etwas ausgleichen, was uns an menschlicher Wärme abhanden gekommen ist.

Der Griff zu den Schokoriegeln geht uns deswegen heute so unbewusst von der Hand, weil wir einfach jahrelang darauf *trainiert* wurden.

Aus diesem Grund liegen überall in unserer Sichtweite Süßigkeiten herum: An der Kasse des Supermarktes, an Rezeptionen von Hotels und auf dem Kopfkissen in unserem einsamen Hotelzimmer finden wir stets eine Gute-Nacht-Schokolade. Wie früher, als wir noch Kinder waren: das *Betthupferl*. Um uns das Zu-Bett-Gehen schmackhaft zu machen. Wir mögen noch immer das Betthupferl und fühlen uns gleich viel wohler in den gestärkten fremden Laken eines Hotelzimmers im 17. Stock einer uns unbekannten Stadt.

Selbst in unserem Sprachgebrauch haben sich Süßigkeiten als Form der Zuneigung niedergeschlagen. »Du bist süß«, oder: »Das ist aber süß von dir.« Allein dieser Satz lässt uns schon lächeln.

Beim nächsten Griff zur Schokolade sollten wir mal darauf achten, ob wir wirklich Lust auf Schokolade haben oder uns *nur* ein verloren gegangenes Gefühl oder eine wohlige Erinnerung zurückholen wollen.

Es gibt eine Verbindung zwischen unseren Gefühlen und dem Griff nach Süßigkeiten.

Ist dir schon einmal aufgefallen, dass unglückliche Menschen wesentlich öfter zu Schokolade greifen als glückliche?

Verliebte zum Beispiel essen fast überhaupt nichts Süßes. Das Leben ist für sie bereits süß.

Übung
- Notiere, was du heute alles an Süßigkeiten gegessen hast.
- Dann schreibe dir deine Gefühle dazu auf. Welche Emotionen oder Gedanken hattest du vorher?
- Was war der Auslöser, warum du zu etwas Süßem gegriffen hast?
- Was hat dich beschäftigt?

- Und welche Gefühle und Gedanken hattest du danach?

Diese Übung können wir natürlich auf alle Nahrungsmittel ausweiten. Dann werden wir ziemlich rasch feststellen, dass es nur selten wirklich der Wunsch des Körpers nach gewissen Stoffen, Kalorien, Vitaminen etc. ist, sondern wesentlich öfter der Versuch, emotional etwas auszugleichen.

Fertige diese kleine Liste an. Fülle sie eine Woche lang aus und du wirst ziemlich viel über dich erfahren.

Lebensmittel	Was hat mich beschäftigt?	Welche Emotion hatte ich?

Wenn wir den Zusammenhang zwischen unseren Gedanken und Emotionen und unserem Essverhalten erkennen, verändert sich vieles automatisch. Alles, was ins Bewusstsein tritt, wird von unserem Verstand nach Tauglichkeit für unsere Ziele überprüft und fließend an unsere Wünsche angepasst.

Wenn wir zum Beispiel den Griff zur Schokolade *ins Bewusstsein treten* lassen, wird sich sehr rasch der Heißhunger darauf regulieren.

Affirmationen
  ☆ Mein Essen dient dazu, meinen Körper und meine Seele optimal zu ernähren. Ich danke dafür!
  ☆ Ich weiß zu jeder Zeit, was mein Körper zur Erneuerung braucht.
  ☆ Ich ernähre mich seelisch und körperlich auf eine liebevolle und gesunde Weise.
  ☆ Ich bin voller Leichtigkeit.
  ☆ Ich liebe mein Leben.
  ☆ Ich umarme mich, und mein Leben umarmt mich.

Schlüssel 8

Nutze die Drei-Fragen-Technik

Unbewusst zu essen ist fast ein Reflex, der sich verselbstständigt hat. Meist merken wir erst nach der Nahrungsaufnahme, dass wir wieder einmal zugeschlagen haben. Es ist fast so, als würden wir erst jetzt aufwachen.

Diesen Reflex können wir sehr einfach und galant unterbinden. Und zwar durch drei Fragen, die wir uns wahlweise stellen.

Verwende jedes Mal, wenn du isst oder essen willst, eine dieser drei Fragen. Gewöhne es dir an, in Gedanken dir selbst kurz darauf eine Antwort zu geben.

Frage 1: Habe ich Hunger?
Werde dir deines Essverhaltens bewusst, indem du jedes Mal, bevor du zu Essbarem greifst, diese Frage stellst:

• Habe ich überhaupt Hunger?«

Das klingt für unseren Verstand fast belustigend.
»Natürlich«, wird er sagen, »sonst würdest du ja
nicht essen.« Das stimmt aber leider nicht, wie
wir nun wissen.

Meistens essen wir,
obwohl wir gar keinen Hunger verspüren.

Wenn wir kurz in unseren Körper hineinlauschen
und diese Frage beantworten, geben wir ihm die
Gelegenheit, seine Signale an uns zu senden. Wir
nehmen unseren Körper wieder wichtig. Er bekommt endlich ein Mitspracherecht. Innerhalb
kurzer Zeit werden wir wieder ein ganz normales
Verhältnis zu unserem Hunger bekommen. Und
dieses Mal wird unser Körper entscheiden, ob
wir Hunger haben.

Frage 2: Warum esse ich?

Wenn wir uns diese Frage regelmäßig während
des Essens stellen, wird sich in unserem Bewusstsein und unserem Körpergefühl unglaublich viel
verändern.

Wir beginnen, auf unseren Körper zu hören und
zu achten, nicht nur auf unsere Emotionen. Wir
nehmen die Sprache unseres Körpers wieder
wahr.

Esse ich ...

- aus Langeweile?
- aus Ärger oder Frust?
- zum Trost?
- weil andere ebenfalls essen?
- weil ich nicht ungesellig sein will?
- weil ich nicht weiß, wohin mit meinen Händen?
- weil der Tisch so reich mit Köstlichem gedeckt ist?
- weil es schade wäre, wenn die Lebensmittel verderben?
- weil ich es gewöhnt bin, an dieser Stelle zu essen?
- weil ich immer esse, wenn ich aufgeregt oder freudig erregt bin?
- weil ich dem Koch, der Köchin oder den Gastgebern keinen Korb geben möchte?
- weil ich einfach das Gefühl des Essens haben möchte?

**Es gibt tausend Gründe, warum wir essen.
Nicht immer hat es wirklich mit Hunger zu tun.**

Genau genommen essen wir wesentlich öfter, als es der Hunger von uns fordert.

Würden wir wirklich nur essen, wenn wir Hunger haben, hätten wir niemals zu viel an Gewicht zugelegt.

Frage 3: Bin ich schon satt?

Meist essen wir so schnell, dass der Sättigungsgrad sich erst dann einstellen kann, wenn wir uns längst übergessen haben.

Daher ist die folgende Frage sehr nützlich, um wieder das Gefühl für seinen eigenen Körper zu bekommen:

- Beobachte dich doch einmal beim Essen und frage dich während des Essens immer wieder: »Bin ich schon satt?«
- Spüre in dich hinein, ob die Nahrung dir wirklich guttut.
- Spüre nicht nur über den Gaumen und den Geschmackssinn, sondern auch über den Magen.
- Ist er bereits voll?
- Hast du das Gefühl, dass du noch mehr benötigst?
- Oder hast du das Gefühl, du wirst dich schwerfällig fühlen, wenn du weiterisst, und das Essen belastet dich eher, als dass es dir Energie gibt?

Wenn wir uns allein diese drei Fragen über einen kurzen Zeitraum stellen, ändert sich unglaublich viel in unserem Verhalten und unserer Gedankenwelt.

Unser Körpergefühl sagt uns ganz schnell und ziemlich deutlich, wo unsere eigentlichen Essgrenzen liegen. Wenn wir wieder beginnen, darauf zu hören, verändert sich innerhalb kurzer Zeit unser Bewusstsein, unsere Gewohnheiten und ... unser Körper.

Affirmationen

☆ Die Nahrung, die meine Seele braucht, gebe ich ihr auf der Seelen-Ebene – die Nahrung, die mein Körper braucht, gebe ich ihm durch die Lebensmittel.

☆ Ich wähle Lebensmittel aus, die meine Zellen erneuern und mir optimale Energie liefern.

☆ Ich beobachte voller Achtsamkeit, welche Lebensmittel mir guttun.

Schlüssel 9

Schaffe dir essfreie Zonen

Jeder von uns hat im Laufe seines Lebens seine Lieblingsplätze erkoren, an denen er gerne Nahrung zu sich nimmt. Das kann vor dem Fernseher sein oder auf der Couch bei sich zu Hause. Andere haben es sich angewöhnt, während der Arbeit zu essen oder unterwegs bei einem Schnellimbiss. Das Verzehren von Essbarem an einem bestimmten Ort ist uns zu einer angenehmen Gewohnheit geworden

Wenn wir aber verschiedene Dinge – zum Beispiel Gedanken und Gefühle – mit gewissen Beschäftigungen und Orten verknüpfen, dann konditionieren wir unseren Verstand. Wir haben eine unbewusste Verbindung geschaffen.

Schon sehr bald beginnt unser Verstand, diese Gefühle selbstständig und völlig automatisch zu entwickeln, und zwar immer dann, wenn wir in die Nähe solcher Orte kommen. Wir haben meist keine Ahnung, warum wir plötzlich so einen enormen Drang verspüren. Oft zeigt sich dieser Automatismus in Form von unbändiger Lust oder unstillbarer Sehnsucht. Sie scheint aus heiterem Himmel zu entstehen. Sie überfällt uns scheinbar unvorhergesehen. In Wahrheit haben wir unseren Verstand nur darauf konditioniert. Würden wir zum Beispiel immer eine bestimmte Musik hören, wenn wir ein Bier trinken, würde sich nach einer ganz kurzen Zeit der Konditionierung bereits Durst einstellen, wenn wir irgendwo im Radio diese Musik hören. Wir haben das eine mit dem anderen verbunden. Wir haben für unseren Verstand einen Zusammenhang gesetzt. Ab einem gewissen Zeitpunkt genügt es sogar schon, wenn jemand den Namen der Musiker sagt oder wir ein Plakat von ihnen sehen, und uns würde trotzdem schon das Wasser im Mund zusammenlaufen.

Die Werbung kennt diesen Zusammenhang und schafft beständig solche Verknüpfungen in unserem Verstand. Oder was hat Bier mit Fußball zu tun? Oder eine nackte Frau mit einem neuen Auto? Für uns scheint diese Verbindung inzwischen fast selbstverständlich geworden zu sein. Kein Wunder. Wir sind geschickt darauf konditioniert worden.

Mit Sicherheit kennt jeder von uns viele solcher Konditionierungen in seinem Leben. Viele davon haben wir uns selbst geschaffen.

Wenn wir uns zum Beispiel angewöhnt haben, beim Nach-Hause-Kommen immer zuerst auf die Toilette zu gehen, werden wir schon sehr bald den Harndrang spüren, wenn wir die Wohnungstür aufschließen. Nach kurzer Zeit steigert sich diese *Vorfreude,* und der Drang, auf die Toilette gehen zu müssen, wird sich bereits auf dem Heimweg melden. Irgendwann stellt sich unser Verstand bei dem bloßen Gedanken daran, dass wir bald nach Hause gehen, auf Blasenentleerung ein. Und so halten es viele von uns fast nicht mehr aus, bis sie in ihrer Wohnung sind. Sie lassen Schlüssel und Mantel irgendwo fallen und rasen – kaum zu Hause angekommen – auf die rettende Toilette. Sie haben sich darauf konditioniert.

Nichts anderes tun wir, wenn wir es uns angewöhnt haben, an ganz bestimmten Orten zu essen. Dann haben wir unseren Verstand schlichtweg darauf konditioniert, bereits Hunger zu entwickeln, wenn wir uns diesem Ort nähern.

Daher ist folgende Frage sehr interessant:

Wo sind deine Lieblingsplätze, an denen du gerne isst?

Diese Lieblingsplätze sind zum großen Teil mitverantwortlich für unser Übergewicht.

Wir haben in unserem Gehirn eine direkte Verknüpfung zwischen diesem Platz und unserer Nahrungsaufnahme geschaffen. Man kann auch sagen, wir haben uns darauf konditioniert, Hunger zu entwickeln, wenn wir einen dieser Orte aufsuchen.

Es gibt Orte,
an denen wir es uns regelrecht
antrainiert haben, zu essen.

Meistens haben wir nicht nur einen Lieblingsplatz, sondern oft mehrere. Dies bedeutet, dass es inzwischen ziemlich viele solcher Plätze und Orte gibt, die uns zum Essen animieren.

Wir haben durch gezieltes Training eine Verknüpfung
in unserem Gehirn geschaffen.

Wir können auch sagen, dass wir ein gut funktionierendes Programm installiert haben. Aber Programme kann man ändern, sobald man ihnen erst einmal auf die Schliche gekommen ist.

Kreuze an, an welchen Plätzen du es gewohnt bist zu essen.

- ○ Vor dem PC
- ○ Im Büro
- ○ Am Schreibtisch
- ○ Vor dem Fernseher
- ○ Am Telefon
- ○ In der Küche
- ○ Am Kühlschrank
- ○ Im Wohnzimmer
- ○ Im Bett
- ○ Auf dem Sofa
- ○ In der Badewanne
- ○ Im Auto
- ○ Im Flugzeug
- ○ Im Zug
- ○ Im Restaurant
- ○ Bei Freunden
- ○ Im Kino
- ○ In einer Bar
- ○ In einem Fast-Food-Restaurant
- ○ Auf Partys
- ○ In der Kantine
- ○ Am Esstisch
- ○ Am Küchentisch
- ○ Beim Kochen vor dem Herd
- ○ Beim Shoppen unterwegs

Sicherlich werden es mehrere Orte sein, an denen du gewohnt bist zu essen.

Wollen wir an diesen Orten nicht immer automatisch Hunger bekommen oder ständig irgendwelche Kleinigkeiten in den Mund schieben, müssen wir nur eine Zeit lang an einem oder mehreren dieser Orte unsere Gewohnheit ändern.

Wir programmieren also unseren Verstand einfach wieder um.

Erklären wir einen oder mehrere dieser Orte für essfreie Zonen, wird sich nach kurzer Zeit dort auch kein Hunger mehr einstellen.

Übung
- Überlege dir, welchen Ort du künftig vom Essen ausklammern könntest.
- Nimm dir anfangs nur einen Ort vor, damit du dich nicht zu sehr unter Druck setzt oder gar überforderst.

Am besten ist es, zunächst die Orte, an denen wir schlafen oder arbeiten, auszuklammern. Dadurch erreichen wir einen ziemlich großen Bereich in unserem Leben.

Erweitern wir in den nächsten Wochen diese Bereiche, zum Beispiel vor dem Fernseher oder im Kino oder dort, wo wir gerne lesen, werden wir immer wacher und bewusster mit unseren Essgewohnheiten umgehen.

Wie wäre es zum Beispiel, dein Auto zur essfreien Zone zu erklären? Also für einige Zeit beim Fahren kein Brötchen von der Tankstelle mehr zu futtern. Keinen Schokoriegel im Stau. Keine Brezel auf dem Weg zur Arbeit. Wenn wir unterwegs essen wollen, dann auf dem Parkplatz oder in der Raststätte.

Wenn wir beginnen, einen oder mehrere Orte zu essfreien Zonen zu ernennen, und dies auch einige Zeit einhalten, programmiert sich unser Gehirn um.

Abnehmen beginnt im Kopf. Und zeigt sich dann im Körper.
Diese Regel gilt auch hier. Wenn wir es schaffen, unsere Gewohnheiten zu transformieren, werden wir in sehr schneller Zeit einen Körper haben, der uns nicht nur gefällt, sondern auch endlich wieder lebendig sein lässt.

Affirmationen

☆ Ich lasse alle alten Muster los und erschaffe mich neu.

☆ Ich halte den Schlüssel zu meiner
Macht in meinen Händen. Zu jeder
Zeit und für immer.

Schlüssel 10

Mach dein Umfeld schlanker

Wie innen, so außen

Nun haben wir viel darüber gehört, welchen wundervollen Einfluss unsere Gedankenkraft und unsere Überzeugungen auf unser körperliches Empfinden haben. Das Innere beeinflusst das Äußere. Wir machen uns hierbei eines der wesentlichen Grundgesetze zunutze.

Wie innen – so außen

Was wir tief in uns denken, schlägt sich in unserem Äußeren nieder. All unsere inneren Überzeugungen zeigen sich unweigerlich in der sichtbaren Welt der Materie.

Sind wir innerlich ruhig und ausgeglichen, wird sich dies schon sehr bald auch in unserer äußeren Welt bemerkbar machen. Denken und fühlen wir uns schlank, wird sich dies schon bald an unserem Körper abzeichnen.

Da sich also in unserer Außenwelt immer nur das befinden kann, was auch in unserer Innenwelt besteht, ist unser direktes Umfeld ein sehr gutes Ablesesystem dafür, welche Resonanzfelder wir zurzeit aufbauen.

Ist zum Beispiel deine Wohnung überladen und vollgestopft, wirst du es wohl ebenso sein.

Das Gesetz der Resonanz wirkt aber nicht nur von innen nach außen, sondern ebenso gut von außen nach innen. Beides beeinflusst sich gegenseitig.

**Was wir im Außen wahrnehmen,
beeinflusst uns im Inneren.**

Umgeben wir uns mit den – für uns – *falschen* Schwingungsfeldern, können wir uns immer und immer wieder bemühen, die optimalen Resonanzen entstehen zu lassen: Unser Umfeld wird uns stets dorthin zurückholen, wo wir eigentlich *nicht* sein wollen, und wird dadurch unsere neuen Resonanzfelder zum Einstürzen bringen.

Befinden wir uns in einer vollgestopften, überladenen Umgebung, werden wir es schwer haben, körperlich leichter zu werden.

Umgekehrt werden uns positive Resonanzfelder auch positiv beeinflussen und in uns etwas zum

Schwingen bringen, das für unsere Entwicklung sehr förderlich ist. Da ist es natürlich naheliegend, sich solche Resonanzfelder zunutze zu machen, die uns im Erreichen unserer Wünsche weiterbringen.

Mach deine Wohnung schlanker

Schaffen wir in unserer Außenwelt Ordnung, werden sich bald auch in unserem Inneren Frieden und Ordnung einstellen. Lassen wir in unserer Außenwelt Ballast los, wird sich dies unversehens in unserer Innenwelt zeigen.

• Wenn wir in unserer Wohnung alte, unnötige Dinge loslassen, wird das dazu führen, dass wir auch in unserem Körper alten Ballast loslassen, den wir unnötig mit uns herumtragen.

Nicht immer ist dies aber so einfach. Besitz erzeugt oftmals ein Gefühl von Sicherheit in uns. Darüber hinaus zeigt er uns auch, was wir bisher alles geleistet und erlebt haben. Wir wurden geliebt, wir wurden beschenkt, wir wurden wahrgenommen. So mancher Gegenstand erinnert uns also an wundervolle Berührungspunkte mit anderen Menschen. So manches Kleidungsstück weckt wieder die Gefühle eines unvergesslichen Sommers, so manches Buch ruft die Erinnerung an einen Abend vor dem Kamin wach und der Küchentisch erinnert an unsere Oma oder die lieben Worte eines Freundes, die einst an uns gerichtet wurden.

Besitz hat aber auch eine ganz andere Seite. Besitz belastet. Sehr oft fesselt er uns, macht uns träge, unbeweglich, unflexibel oder sogar unfrei.

Wir sammeln oft so viel Materie an, dass wir fast bewegungsunfähig werden.

Wir besitzen oftmals noch die Möbel unserer Eltern oder Großeltern oder Einrichtungsgegenstände, die wir uns gekauft haben, als wir jung waren. Meist entsprechen sie überhaupt nicht mehr unseren heutigen Lebensumständen. Dennoch umgeben wir uns noch immer mit ihnen.

Es ist doch paradox: Wir haben uns mit viel Mühe und Überwindung von alten Lebensumständen getrennt, nehmen aber alle Erinnerungsstücke an diese Zeit mit. Innerlich möchten wir gerne in die Freiheit, äußerlich bleiben wir noch immer dort verhaftet, wo wir längst nicht mehr sein wollen. [13]

**Wir befinden uns noch immer
in der Schwere der Vergangenheit,
und nicht in der Leichtigkeit des Jetzt.**

Wie innen, so außen
Deine Wohnung, das bist du.
Sie ist Ausdruck deiner Persönlichkeit.
Ist sie vollgestopft und überladen?
Magst du deine Wohnung vielleicht ebenso wenig anderen zeigen wie deinen Körper?

Wie außen, so innen
Wie auch immer deine Wohnung aussieht, sie wirkt auf dich.
Ist sie zum Beispiel ein Ort, der dir Ruhe, Kraft und Energie schenkt? Oder eher nicht?
Wie sieht dein Wohnzimmer aus? Ist es ein Ort der Entspannung? Oder der Unruhe?
Und ist dein Schlafzimmer ein Ort der Stille? Oder eher eine Rumpelkammer? Vielleicht sogar mit schmutziger Wäsche? Ist es ein Ort, an dem du dich gerne mit deinem/r Liebsten aufhältst? Oder wo du lieber ganz schnell die Augen schließt?
Welches Resonanzfeld besitzt deine Wohnung? Ist sie dein ganz persönlicher Kraftort? Wenn nicht, dann mache sie dazu.

**Mach deine Wohnung
zu deinem ganz persönlichen Kraftort.**

Ist sie ein Ort der Leichtigkeit, der offen ist für Neues? Oder ist sie bereits überladen mit Dingen, die du nicht loslassen kannst?
Möchtest du körperlichen Ballast loswerden, dann mach deine Wohnung schlanker.
Streife durch deine Wohnung. Was wolltest du schon immer loswerden? Was belastet dich? Was benötigst du nicht mehr?
Welche Dinge hast du schon lange nicht mehr benutzt, schleppst sie aber dennoch mit dir herum?
Durchkämme deine Schränke. Welche Kleidungsstücke sind nur noch Erinnerungen? Welche Schuhe? Welche technischen Geräte?
Hebst du noch immer Briefe aus längst vergangenen Zeiten auf? Fesseln dich alte Fotos?
Jedes einzelne Ding, das du loswirst, hilft dir, dich zu verjüngen, frei zu werden und dich zu erneuern.

**So wie deine Wohnung leichter und freier wird,
wirst es auch du.**

Überlege nicht zu lange. Verweile nicht ewig bei Gegenständen aus vergangener Zeit. Der Verstand wird ziemlich rasch alte Erinnerungen hervorkramen und dich glauben lassen, dass es doch unmöglich sei, diese wundervolle Erinnerung wegzuwerfen.

Eigentlich ist es immer das Gleiche: Sobald wir etwas loslassen sollen, beginnen wir, seinen Wert zu schätzen. Obwohl wir es vielleicht schon vergessen oder es gar nicht mehr beachtet hatten, verbinden wir uns wieder mit der Freude, die wir damals hatten, als wir diesen Gegenstand gekauft oder bekommen haben. Sobald wir nämlich Dinge betrachten, die wir loslassen sollen, glaubt der Verstand, dass wir auch die Freude für immer verlieren, wenn wir uns davon lösen. Dies entspricht natürlich nicht der Wahrheit. Eigentlich ist es genau umgekehrt. Erst wenn wir uns von den Dingen lösen, die uns belasten und uns in der Vergangenheit festhalten, sind wir wieder frei für neue Freude in unserem Leben.

Wir werden nicht nur seelisch wieder schlank, sondern auch körperlich.

Je länger du also bei jedem Gegenstand nachdenkst, desto schwerer wird es dir fallen.

Lege also heitere, positive Musik auf, halte mehrere große Müllsäcke bereit und fege durch die Wohnung.

Es geht um dich. Um deine Freiheit. Ganz egal, was andere denken. Ganz egal, als wie wesentlich andere diese Objekte bewerten. Das war doch das Geschenk von Sebastian, und dies hat mir meine Mutter gemalt, und das hier ...

Jeder Gegenstand hat eine Herkunft. Das ist völlig normal. Aber diese Sachen haben schon längst ihren Dienst getan. Sie haben uns damals Freude bereitet. Heute bringen sie vielleicht nur noch Wehmut an alte Zeiten.

Du behinderst dich dadurch, weiterzugehen und dein eigenes Leben zu leben. Du wirst schwerer und schwerer. Dabei wollen wir doch leichter und leichter werden. Wir wollen fliegen. Wir wollen frei sein. Wir brauchen Platz für Neues.

Geh durch deine Wohnung. Planlos. Betrachte sie wie ein Fremder.

Was immer dir zuerst in die Hände fällt und nicht wirklich wichtig erscheint, wird entsorgt.

**Jedes Gramm, das deine Wohnung loswird,
wirst auch du los.**

So manches scheint unentbehrlich. Lass dich nicht täuschen. Wir sind darauf geeicht, zu sammeln und zu bunkern. Dein Körper auch. Vielleicht kann man das alles ja noch in Notzeiten gut gebrauchen. Genauso denkt auch dein Körper.

**Jedes einzelne Teil, das du nicht loswirst,
belastet nicht nur deine Wohnung,
sondern auch dich.**

Ich habe für mich einen einfachen Trick angewandt. Ich bin planlos durch die Wohnung gestreift und habe nur die Dinge betrachtet, die ich *nicht* loslassen möchte. Der Gedanke »Was will ich behalten?«, fiel mir leichter als »Was muss ich loslassen?«.

- All die Dinge, die ich tatsächlich benötigte, habe ich gekennzeichnet.
- All die Dinge, die mich glücklicher sein ließen, bekamen ein Bändchen.

Auf diese Weise habe ich für mich erst einmal klargestellt, welche Möbel und welche Gegenstände mir tatsächlich heute noch nützen und mich bereichern. Ich war jedenfalls ziemlich erstaunt, dass es weitaus weniger waren, als ich bisher angenommen hatte.

Dennoch war es immer noch nicht so einfach für mich, alle anderen Gegenstände in meiner Wohnung loszulassen. Jedes einzelne Ding drehte ich dreimal in der Hand um und am Schluss lagen – wie konnte es auch anders sein? – nur wenige Dinge in dem Karton mit der Aufschrift »Loslassen«.

Also ging ich anders vor. Und diesmal mit gutem Erfolg. Vielleicht hast du Lust, es mir nachzumachen:

- Markiere alle Gegenstände und Möbel in deiner Wohnung oder in deinem Haus, die du schon seit einigen Monaten nicht mehr benutzt hast.
- Auch die, die auf dem Dachboden oder im Keller herumliegen oder bereits in Kartons gelagert sind.
- Alle markierten Gegenstände sind nicht wirklich wichtig für dein Leben und belasten dich nur.
- Die Hälfte von dem, was du bereits ein Jahr nicht mehr in der Hand gehabt hast, kannst du getrost bei Ebay versteigern oder an Freunde verschenken. (Die werden sich freuen?! – Die haben nämlich auch bereits viel zu viel, von dem sie sich nicht trennen können.)

Das mit dem Verschenken ist so eine Sache. Keiner will deine alten »Kostbarkeiten«.

Übung
- Gehe durch deine Wohnung und gib all den Dingen, die für dein Leben wesentlich sind, eine Markierung.
- Alle Gegenstände, die keine Markierung haben, kommen zunächst in den Flur.
- Vereinbare mit dir, dass von diesen Dingen nur eine begrenzte Anzahl – vielleicht maximal zwanzig – in deinem Besitz bleiben.
- Bitte einen Freund oder eine Freundin, dir beim Sortieren zu helfen.
- Stell drei große Kartons auf, und beschrifte sie: »Sperrmüll«, »Verschenken« und »Verkaufen«.
- Fällt es dir schwer, Dinge loszulassen, weil alles für dein Leben wesentlich ist und alles eine Markierung bekäme, räume dein Zimmer vollkommen leer und entscheide am nächsten Tag, welche Möbel oder Gegenstände wieder hineinsollen.
- Begrenze dich pro Tag auf eine von dir bestimmte Anzahl.
- Genieße die neu gewonnene Freiheit.

Nutze das Gesetz der Resonanz. Mach deine Wohnung schlanker. Umso schneller wirst auch du schlanker werden.

Mach es einfach so wie Gabi, die bereits seit Jahren vergeblich versucht hatte, abzunehmen.

Lieber Pierre,
es ist mir ein Herzensangelegenheit, Dir zu schreiben.
Das Thema »Abnehmen« lässt mich gerade in meinem Leben sehr glücklich sein!
Ich begann mit einem einjährigen Abnehmprogramm bei meiner Krankenkasse, aber mein Gewicht hatte sich nicht verändert.
Das war also nicht die Möglichkeit, zur Wunschfigur zu kommen. Doch dann kam Pierre Franckh in mein Leben.
Mit Anregungen aus Deinen Büchern begann ich, mich von Ballast zu befreien.
Ich räumte einfach mein Leben auf. Jeden Schrank, jede Schublade, auch den Kleiderschrank, jede »Kruschtecke«, Zimmer für Zimmer.
Ich räumte auch meine Gedanken auf. Setzte mich mit meiner Vergangenheit auseinander. Begann zu verzeihen, loszulassen – Personen, Eltern, Situationen.
Und weißt du, Pierre, was nun folgte?!

Von da an purzelten die Pfunde. Kilo für Kilo, Monat für Monat. Und warum? Ich hatte Ballast abgeworfen. Materiellen, gedanklichen und seelischen.

Ich begann aufzublühen. Ich fühlte mich von Woche zu Woche besser. Ich sah von Woche zu Woche besser und vor allem viel jünger aus. Ich lief nur noch lächelnd durch die Gegend, und die Leute, selbst die sonst Griesgrämigsten, lächelten zurück. Ich fühlte mich unendlich befreit.

Anfang dieses Jahres war es dann endlich soweit! Ich hatte diesen magischen Punkt, die »62« erreicht! Die Zahl, die ich damals für utopisch hielt, stand nun auf der Waage! Ein kaum zu beschreibendes Glücksgefühl! Freudentränen!

Inzwischen bin ich bei 57 Kilo angekommen, was mir fast wie ein Wunder vorkommt. Ich bekomme Komplimente von Frauen wie von Männern. Ich habe mich noch nie so wohl gefühlt in meinem Körper. Ich lebe in einem völlig neuen Lebensgefühl. Und das nicht durch eine nervige Kalorien-zähl-oder-sonst-wie-Diät, sondern durch das Abwerfen von Ballast und das richtige Wünschen.

Noch nie zuvor in meinem Leben habe ich mich so gesund, 10 Jahre jünger, selbstbewusst, attraktiv und sexy gefühlt.

Selbst mein Sexualleben (ich dachte vorher, das war's schon) hat sich komplett verändert. Ich habe noch nie so tief und intensiv empfunden wie jetzt. Ich entdecke Seiten an mir, die ich so noch nicht kannte. Die wurden jetzt erst freigelegt.

Und stell dir vor, Pierre, meine Tochter – eine sehr talentierte Hobbyfotografin – hat jetzt mit mir (mit 53!) ein erotisches Fotoshooting gemacht und diese tollen Aufnahmen (140 Bilder!) in einem Fotobuch festgehalten.

Ich möchte Dir hiermit von Herzen danken. Deine Bücher sind sehr hilfreiche Wegweiser, wenn man sich mal verlaufen hat!

Herzliche Grüße und eine liebe Umarmung

Gabi

Affirmationen

- ☆ Ich vertraue dem Leben.
- ☆ Ich bin auf allen Ebenen beschützt.
- ☆ Es ist für mich gesorgt.
- ☆ Ich bin mit allem versorgt, was ich für ein lichtvolles Leben brauche.
- ☆ Es ist für mich im Überfluss gesorgt.

Schlüssel 11

Bewerte andere nicht wegen ihres Gewichts

Wie schnell urteilen wir über andere Menschen wegen ihres Aussehens. Mit unerbittlicher Häme sind wir auf der Suche nach deren Schwächen und freuen uns über jeden Fehler, den wir bei ihnen entdecken.

Wir finden meist auch ziemlich schnell Gleichgesinnte, die uns in unserer negativen Meinung bestätigen.

Aber schau dir diese Gleichgesinnten einmal genauer an. Meist sind sie nicht sehr zufrieden mit ihrem Leben, ihrer Arbeit, ihrem Zuhause oder ihrem Aussehen.

Kommt dir das bekannt vor?

Betrachte sie genau, denn sie sind wie du.

**Nach dem Gesetz der Anziehung
zieht Gleiches immer nur Gleiches an.**

Betrachte sie einmal genauer. Sie haben nichts Liebeswertes an sich, wenn sie – wie du – über jemand anderen herziehen. Sie verlieren an Größe und Erhabenheit, an Würde und Kraft. Sie wecken in sich negative Schwingungen.

Jeder von uns hat strahlende sowie dunkle Seiten. Wir können uns mit jeder von ihnen verbinden.

Richten wir unsere bewusste Wahrnehmung auf die Fehler anderer, begeben wir uns in das Schwingungsfeld von Mangel und wecken diese Energie auch in uns.

Wenn wir uns von unserer Liebe zu uns selbst getrennt haben, werden wir auch immer bei anderen eine Trennung hervorrufen wollen. In Wahrheit versuchen wir also, die Fehler anderer an den Pranger zu stellen, in der Hoffnung, dass keiner unsere eigenen sehen möge. Vor allem, weil wir sie selbst nicht sehen wollen.

Anstatt unsere eigenen Fehler zu suchen und liebevoll zu behandeln, weichen wir der eigenen Wahrheit aus. Könnten wir nämlich unsere eigenen Fehler annehmen, würden wir dies auch bei anderen tun.

Wir denken, wir sehen andere, dabei sehen wir immer nur uns selbst. Wir können in anderen Menschen ausschließlich das sehen, was auch in uns schlummert. Alles andere würden wir schlichtweg gar nicht wahrnehmen. Alles andere befindet sich nicht in unserem Resonanzfeld und würde auch nichts in uns zum Schwingen bringen.

**Nur was sich mit uns bewusst oder unbewusst
in Schwingung befindet,
kann von uns wahrgenommen werden.**

Bewertest du also andere, weckst du diese schlummernde Energie auch in dir. Du siehst dich selbst im anderen.

**Urteilst du über andere,
bewertest du vor allem insgeheim dich selbst.**

Je negativer du über jemand anderen denkst, umso mehr schwächst du dich selber und deine Freude auf deine wundervolle Figur.
Wenn du siehst, wie dick jemand ist und wie unschön das aussieht, verurteilst du in Wahrheit auch dich und deinen Körper.
Wenn du dein Augenmerk auf die Pfunde dieser Welt richtest, wirst du dieses Resonanzfeld in deinem Leben immer mehr vergrößern. Und schon bald wirst du umgeben sein von Menschen, über

die du dich so herrlich aufregen kannst, weil du ganz unbewusst ihre Nähe suchst.

**Gleichschwingende Resonanzfelder
ziehen sich gegenseitig an.**

Würdest du dich stattdessen ausschließlich mit der Schönheit deines Körpers verbinden, würdest du sehr rasch immer mehr Menschen begegnen, an denen dir etwas gefällt.

Richten wir unseren Fokus auf das, was uns gefällt, begeben wir uns in das Resonanzfeld der Schönheit. Auch hier gilt das Gesetz der Anziehung: Gleiches zieht Gleiches an. Du wirst also immer mehr von Menschen umgeben sein, die ähnlich denken und aussehen, wie du es gerne möchtest.

Vor allem hörst du auf, dich selbst zu verurteilen. Und das ist ein wichtiger Schritt. Denn nun kannst du dich endlich mit Schönheit verbinden, vor allem mit deiner eigenen Schönheit.

Übung
- Freue dich über jeden, der eine gute Figur hat. Wobei dir ganz unbenommen ist, was du für eine gute Figur hältst.
- Du musst es deinem Gegenüber nicht einmal

sagen. Es geht immer nur um Energie, die er spürt.

- Lobe andere für ihr Aussehen. Das weckt diese Energie auch in dir.
- Verteile Komplimente. Dadurch beschenkst du dich selbst mit Komplimenten.
- Betrachte einmal nur das, was dir an anderen gefällt. Es gibt immer etwas, was wir an anderen mögen.
- Versuche es, einen Tag lang durchzuhalten. Dein Leben wird sich mit einem Schlag verändern.

Die Freude und die Strahlkraft werden in dein Leben zurückkehren. Und die Schönheit, die schon so lange in dir geschlummert hat und nun durch die neue Ausrichtung deines Fokus zum Leben erweckt wird.

Affirmationen

- ☆ Ich segne mich und alles um mich herum.
- ☆ Ich liebe das Leben.
- ☆ Jeder hat etwas Göttliches in sich.
- ☆ Ich sehe in anderen und in mir nur das Schöne.

Wenn die Seele hungert,
isst der Körper

Warum willst du abnehmen?
Diese Frage hört sich zunächst deplatziert an. Die Gründe, warum wir abnehmen wollen, liegen doch so offensichtlich auf der Hand.
Und dennoch ist die Beantwortung dieser Frage von sehr wesentlicher Bedeutung. Denn je genauer wir wissen, warum wir abnehmen wollen, desto exakter wird unsere Wunschformulierung ausfallen und damit auch das Ziel, das wir erreichen wollen.

Wenn wir uns mit dieser Frage beschäftigen, werden wir sehr oft feststellen, dass Schlanksein meist gar nicht unser eigentliches Ziel ist. Fast immer verbirgt sich hinter dem Abnehmwunsch ein ganz anderer Beweggrund:
Vielleicht haben wir Sorge, dass unser Partner uns ansonsten verlässt, oder aber wir hoffen, ihn auf diese Weise zurückzugewinnen.
Wir wollen nicht krank werden oder hoffen,

durch Gewichtsabnahme wieder gesund zu werden.

Wir wollen Pfunde verlieren, ...

- weil die Gesellschaft schlanke Menschen bevorzugt,
- weil es dem gängigen Schönheitsideal entspricht,
- weil Models auch alle schlank sind,
- weil unser Partner kein Interesse mehr an uns hat,
- weil wir überhaupt wieder einen Partner gewinnen möchten.

Einen Partner zu gewinnen, hat nichts mit Schlanksein oder Schönheit zu tun. Sonst hätten übergewichtige Menschen keinen Partner. Einen Partner zu bekommen, hat nur etwas mit der Bereitschaft zu tun, sich einem anderen zu öffnen. Sich einzulassen. Sich der Liebe hinzugeben. Und damit auch dem Risiko, verletzt zu werden. Es gibt tausend Gründe, warum wir abnehmen wollen, und sehr oft haben diese Gründe in Wahrheit gar nichts mit unserer Körperfülle zu tun. Sehr oft ist unser *Gewicht*, das wir uns angeeignet haben, nur der Hinweis, dass etwas mit uns im Ungleich*gewicht* ist.

**Hinter dem Wunsch »Ich bin schlank«
verbirgt sich in Wahrheit immer nur der Wunsch nach
Liebe und Glück.**

Wenn wir beginnen, den Wunsch nach einem schlanken Körper zu hinterfragen, werden wir immer wieder als letztendliches Ziel den Wunsch nach Liebe und Glück finden.

Probiere es doch einfach mal aus!

• Denk darüber nach, was wohl sein wird, wenn sich dein Wunsch erfüllt hat.

Vielleicht ist dein Ziel in Wahrheit gar nicht, schlank zu sein, sondern eher, geliebt oder anerkannt zu sein, bewundert oder geachtet zu werden. Oder die wundervolle Liebe eines anderen Menschen erfahren zu dürfen.

Dann wird die wahre Antwort also eher so aussehen: Du willst abnehmen, ...

• um glücklich zu sein,
• um lebendig zu sein,
• um wieder laufen, tanzen und springen zu können,
• um einen Bikini tragen zu können,

- um voller Glück nackt vor dem Spiegel zu stehen,
- um beim Sex Freude daran zu haben, dich zu zeigen.

Nicht selten glauben wir, dass wir, so wie wir aussehen, niemals die Liebe eines anderen Menschen gewinnen können. Aber oft ist unsere Körperfülle nur eine sehr willkommene Ausrede, auch wenn sie doch scheinbar so schmerzhaft ist.

Körperfülle ist oftmals nur die äußere Entsprechung, sich nicht als liebenswert zu empfinden.

Wir sind also oftmals nicht deshalb nicht liebenswert, weil wir dick sind, sondern wir sind dick, weil wir uns für nicht liebenswert halten.
Ich kenne genügend wundervolle Teddybären, in sich ruhend, voller Lebendigkeit, die niemals auf die Idee kämen, abnehmen zu wollen. Sie lieben und werden geliebt. So wie sie sind. Sie brauchen nicht abzunehmen, um geliebt zu werden.
Sie finden sich schön.
Die meisten Menschen, die abnehmen wollen, finden sich nicht schön. Und damit auch nicht liebenswert. Und weil sie sich nicht liebenswert finden, nehmen sie noch mehr zu. Damit befin-

den sie sich in einer Spirale, die sie immer weiter von sich selbst wegführt.

Die Seele isst jeden Tag kräftig mit.
Und sie hat einen gewaltigen Hunger.

Viel wichtiger als abzunehmen, ist es, dir selbst das zu geben, was du wirklich brauchst: Liebe, Anerkennung, Geborgenheit, Zuneigung.

Wenn du deiner Seele all die Nahrung gibst, die sie benötigt, wirst du sehr rasch dein ganz persönliches Wohlfühlgewicht erreichen. Das kann rund oder schlank sein.

Du wirst voller Freude vor dem Spiegel stehen und wahrscheinlich sogar Sport treiben. Denn wenn wir uns wieder annehmen, akzeptieren wir auch unseren Körper und dann wollen wir auch wieder etwas unternehmen. Wir wollen uns bewegen.

Wenn du die 11 Schlüssel hier in diesem Buch einhältst, wirst du zu dir zurückfinden. Du wirst Freude an dir haben. Und damit ergibt sich alles andere von selbst. Mit Sicherheit wird sich deine Ernährung verändern und deine Lust erwacht, dich mehr zu bewegen.

Wenn wir glücklich sind,
ist auch jede Zelle unseres Körpers glücklich.

Dann wird jede Zelle deines Körpers dir Glück zurückschenken.

Wie sieht Glück für dich aus? Das ist dein eigentliches Ziel.

Wir könnten auch fragen: »Für wen willst du abnehmen? Für dich oder für andere?«

Und noch etwas. Mach dich nicht abhängig von deiner Waage. Sie sagt nichts über dein wahres Befinden aus.

Finde dein ganz persönliches Wohlfühlgewicht. Werde nicht zum Sklaven der Werbung oder der Meinung anderer.

Wesentlich ist immer nur, dass du dich wohlfühlst und zufrieden bist.

Was nützt dir dein Traumgewicht,
wenn du dabei unglücklich bist!

Frage dich immer: »Was möchte ich?« Nicht: »Was möchten die anderen?« Wenn die Seele hungert, isst dein Körper. Dann wird das Abnehmen zu einem stetigen Kampf.

Schau zuerst, dass du glücklich bist, dann kommt
der Rest von allein.
Also: Was brauchst du, um glücklich zu sein?

Das Glück steht dir zu.
Es stand dir schon immer zu.
Du hast es nur vergessen.

Wenn du glücklich bist,
im *Gleichgewicht* mit dir,
wird sich dein *Ungleichgewicht*
deinem Glücksgefühl anpassen.

Abnehmen
wird dann zur schönsten
Nebensache der Welt.

24 Punkte, um Erfolg beim Abnehmen zu haben

1. Entscheide dich und setze dir klare Ziele!
2. Nutze die Kraft der Affirmationen! Affirmationen sind Befehlssätze für deinen Verstand und deine DNA.
3. Hör auf, an deine Erfolg*losigkeit* zu glauben.
4. Setze zumindest etwas *mehr* Zeit und Kraft dafür ein, an deinen Erfolg zu glauben.
5. Suche nicht länger nach den Gründen, warum du so *gewichtig* bist, denn wenn du dich damit beschäftigst, vertiefst du nur deine missliche Lage. Meist ziehst du damit eine Folge von negativen Gedanken an, sodass du dich immer schlechter fühlst.
6. Auch wenn dein Spiegelbild nicht dem entspricht, wie du gerne sein möchtest, zementiere deinen Zustand nicht mit Worten und Taten. Willst du dich davon lösen, suche dir positive Entsprechungen und beschäftige dich damit, sooft es geht.

7. Wenn du dich morgens vor dem Spiegel rasierst oder schminkst, lächle deinem Spiegelbild zu und sage ihm: »Ich bin wunderschön. Ich bin schlank und liebenswert.« Wende diese Technik möglichst oft an.

8. Siehst du dein Spiegelbild in einem Schaufenster, dann sage dir, dass hier ein attraktiver Mann bzw. eine attraktive Frau steht.

9. Halte dich nicht länger mit deiner Vergangenheit auf. Grüble nicht länger über deine gegenwärtige Lage.

10. Befasse dich nur mit Dingen, die dich voranbringen.

11. Sende nur positive Energie an deinen Körper, indem du nur positiv über dich denkst und redest.

12. Feiere jeden noch so kleinen Erfolg. Dies bestärkt dich in deinem Glauben und dem weiteren Aussenden deines Wunsches.

13. Mach dir immer wieder bewusst, dass dein Wunsch bereits in Arbeit ist.

14. Freue dich schon auf den Wandel, den dein Leben erfahren wird.

15. Lobe dich für alles, was dir gelingt.

16. Sprich nicht ständig mit deinen Freunden und/oder Freundinnen über das Abnehmen.

17. Notiere alles, was du isst, und hole dir deine Ernährung zurück ins Bewusstsein.
18. Male dich mit deinem Wunschgewicht und identifiziere dich mit deinem Traumkörper. Wesentlich ist, dass du dein gewünschtes Ziel immer wieder vor Augen hast und dich damit beschäftigst.
19. Tu so, als ob, und gehe in die Vorfreude. Durch das »Vorfühlen« werden wir in unserem Wunsch bestärkt und geraten nicht so leicht ins Wanken.
20. Entdecke in jedem schlanken Menschen dich selbst und bringe dich auf das richtige Resonanzfeld. Alles ist mit allem verbunden und beeinflusst sich gegenseitig. Möchtest du einen schlanken Körper haben, verbinde dich mit deinen Vorbildern.
21. Lege Pausen beim Essen ein. Das Gehirn benötigt 20 Minuten, bis es wahrnimmt, dass genug Nahrung aufgenommen wurde.
22. Schaffe dir essfreie Zonen. Wenn wir beginnen, einen oder mehrere Orte zu essfreien Zonen zu ernennen, und dies auch einige Zeit einhalten, programmiert sich unser Gehirn um.

23. Mach dein Umfeld schlanker. Das Loslassen von alten, unnötigen Dingen in unserer Wohnung wird dazu führen, dass unser Körper auch alten Ballast loslässt, den er unnötig mit sich herumträgt.

24. Bewerte andere nicht wegen ihres Gewichts. Bewertest du andere, verurteilst du vor allem insgeheim dich selbst.

Ich freue mich über jede neue Wunschgeschichte von euch!

Alle hier veröffentlichten Wunschgeschichten wurden mir von Leserinnen und Lesern zugeschickt. Einige der Namen wurden auf Wunsch geändert, sind dem Verlag aber bekannt.

Wer nun Lust hat, mir auch seine Erfolgsgeschichte mitzuteilen, der kann sie gerne an folgende Mailanschrift schicken:

info@pierrefranckh.de

Wenn eine eurer Geschichten in einem der nächsten Bücher erscheint, bekommt ihr natürlich zwei Belegexemplare vom Verlag, mit einer ganz persönlichen Widmung von mir.

Ich freue mich über jeden Erfolg, den ihr mir mitteilt.

Liebe Freunde, ich danke euch für euer wundervolles Vertrauen, das ihr mir mit euren Mails und Briefen entgegenbringt, und hoffe, dem auch weiterhin gerecht zu werden.

Ein wahres Geschenk beschenkt immer beide.

Herzlichen Dank dafür.

Informationen über Wünsch dich schlank

Wer mehr Informationen über *Wünsch dich schlank* und die aktuellen Aktivitäten erhalten möchte, der kann sich gerne auf meiner Homepage informieren.

Wer meinen 14-tägigen Newsletter beziehen möchte, kann sich auf meiner Homepage eintragen oder mir eine kurze Mail schicken. Der Newsletter ist natürlich kostenlos:
www.pierrefranckh.de

Pierre Franckh gibt Wochenendseminare.
Und natürlich auch »Wünsch dich schlank«-Seminare.
Folgende Fragen werden dort geklärt:

- Wie lerne ich wünschen?
- Wie wünsche ich richtig?
- Wie wünsche ich mich schlank?
- Wie verleihe ich meinen Wünschen Kraft?
- Wie erkenne ich meine unbewussten Wünsche?
- Was torpediert meine bewussten Wünsche und was kann ich daran ändern?
- Wie werde ich meine Zweifel los?
- Wie spüre ich all meine Glaubensmuster auf?

- Wie räume ich den inneren Weg frei, um meine Wünsche auch zuzulassen?
- Wie schaffe ich es, meine Wünsche zu verwirklichen?
- Wie kann ich mein Leben so gestalten, dass es für mich wundervoll wird?
- Wie schaffe ich es, glücklich zu sein?

Das Eingehen auf persönliche Fragen und Anliegen während des Seminars kann einen tieferen Einblick in die eigenen Verhaltensweisen des bisherigen Wünschens geben und Möglichkeiten aufzeigen, wie du aus dem Kreislauf der einengenden Muster aussteigen und neue Lebensqualität gewinnen kannst.

Wenn wir einmal die Kraft des Wünschens und damit die Macht gespürt haben, Dinge in unserem Leben nach unserem Willen zu verändern, erhalten wir nicht nur unser Selbstwertgefühl zurück, sondern auch das Gefühl, eine ausgeglichene Person zu sein. Wenn wir beginnen, unsere Wünsche und Ziele erfolgreich umzusetzen, fühlen wir uns glücklich. Wir fühlen uns als aktiver Teil der Welt, die wir nach unseren Wünschen gestalten. Wir treten heraus aus der ohnmächtigen Abhängigkeit von anderen und hinein in die eigenständige Unabhängigkeit. Erfolgreiches Wünschen verändert unsere ganze Welt, unser Erleben, unsere Betrachtungsweise, unsere Wahrnehmung, unsere Partnerschaft und die Liebe zu uns selbst.

Wenn man einmal das Prinzip von *Erfolgreich wünschen* nicht nur verstanden, sondern auch tatsächlich erfahren hat, wie und dass es funktioniert, wird sich das ganze Lebensgefüge ändern. Wunder geschehen jeden Tag. Warum nicht auch bei dir?

Alle **Termine** findest du unter:

www.pierrefranckh.de

Coach-Ausbildung

Die »*Erfolgreich wünschen*«-Coach-Ausbildung mit Pierre Franckh richtet sich an alle, die als Coach arbeiten möchten bzw. beabsichtigen, dieses Training in ihr bisheriges Beratungsangebot zu integrieren.

Coaching ist eine spannende und herausfordernde Arbeit. Du kannst Menschen in ihrer beruflichen und persönlichen Entwicklung unterstützen und zugleich an deren Veränderungen teilhaben.

In der Coach-Ausbildung und in der späteren Arbeit wirst auch du dich verändern und entwickeln. Denn: Nur wer selbst einen Coaching-Prozess durchlaufen und sich dabeiweiter entwickelt hat, kann erfolgreich coachen.

Mit dieser umfassenden Ausbildung erhältst du genau das Rüstzeug, um Menschen professionell und umfassend zu unterstützen.

Beginn: jährlich im Januar.
Termine: jeweils 5 Intensivseminare
Dauer: 1 Jahr

Nähere Informationen:
www.pierrefranckh.de oder
W. Gillessen
Schönstr. 72b
81543 München
Tel.: 089/68 07 07 02
E-Mail: wgillessen@t-online.de

Quellennachweise

1 Epigenetik ist ein Wissenschaftszweig der Biologie und befasst sich mit der Veränderung von Genen. Tatsächlich ist die Erbinformation (DNA) ein Leben lang formbar, da sich Chromosomen und ihre Aktivität ändern können. Das wiederum hat Auswirkungen auf den ganzen Menschen, seine Persönlichkeit, sein Gesundheitsrisiko, aber auch sein Aussehen. Beeinflusst und geprägt werden die Chromosomen bzw. jede einzelne Körperzelle durch den Lebensstil, durch Gefühle und die psychische Verfassung sowie durch unsere Gedanken und Überzeugungen.

2 HeartMath Institute, 14700 West Park Avenue, Boulder Creek, California 95006, USA

3 Pearson, H.: What is a Gene? Nature, 441, 25. Mai 2006, S. 399–401
Pearson, H.: Genetic Information: Codes and Enigmas. Nature, 444, 16. Nov. 2006, S. 259–261

Qui, J.: Unfinished Symphony. Nature, 441, 11. Mai 2006, S. 143–145

4 Bruce Lipton wurde durch seine bahnbrechenden Erkenntnisse über die Zellmembran zum Pionier der Epigenetik. Der Zellbiologe gilt als internationaler Experte für die Vermittlung zwischen Wissenschaft und Spiritualität.

5 Gregg Braden erforscht nach einer Karriere als Computersystem-Designer und Computergeologe seit 20 Jahren Klöster in Ägypten, Peru und Tibet nach ihren lebensspendenden Geheimnissen. Seine Forschungsarbeiten publizierte er in mehreren Werken wie z.B. »Im Einklang mit der göttlichen Matrix.«

6 Abkürzung für Neurolinguistisches Programmieren: Ziel von NLP ist eine erfolgreiche Kommunikation durch die Neugestaltung der Verbindung zwischen Nerven und Sprache.

7 The National Weight Control Registry Brown Medical School/The Miriam Hospital Weight Control & Diabetes Research Center, 196 Richmond Street, Providence, RI 02903

8 In diesem Kapitel befinden sich einige Auszüge aus »Das Gesetz der Resonanz« und »Erfolgreich wünschen«. Wer sich ausführlicher informieren möchte, findet dort mehr.

9 Pierre Franckh, *Einfach glücklich sein. 7 Schlüssel zur Leichtigkeit des Seins.* Goldmann Verlag, München 2008

10 Untersuchung im Auftrag des Magazins »Elle«

11 Pierre Franckh, *Lustvoll lieben.* Koha-Verlag, Burgrain 2006

12 National Institutes of Health (NIH), 9000 Rockville Pike Bethesda, Maryland 20892

13 Pierre Franckh, *Einfach glücklich sein. 7 Schlüssel zur Leichtigkeit des Seins.* Goldmann Verlag, München 2008

Über den Autor

Pierre Franckh gehört mit einer Gesamtauflage von über 2 Millionen Büchern zu den erfolgreichsten deutschen Autoren. Seine Titel sind in 21 Ländern erschienen. Pierre Franckh hält Vorträge auf der ganzen Welt und gibt Seminare vor ausverkauften Häusern. Als Coach ist er in der Wirtschaft tätig, ebenso für viele Ärzte, Kinesiologen und Heilpraktiker. Nach seinen Regeln und Anweisungen haben unzählige Menschen ihr Leben verändert.

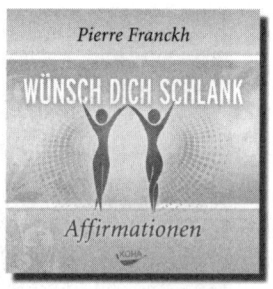

Pierre Franckh
Wünsch dich schlank - Affirmationen

Meditations-CD 60 min
€ 12,95
ISBN 978-3-86728-116-4

Affirmationen sind positive, bejahende Überzeugungssätze, mit denen wir unser Unterbewusstsein neu »programmieren«. Immer wieder gedacht oder gesprochen, wandern sie tief in unser Unterbewusstsein und entwaffnen Zweifel und negative Glaubenssätze. Der Körper reagiert auf die feinsten Nervenimpulse. Durch Gedankenkraft und durch Visionen kann man ihn beeinflussen. Schlanksein beginnt im Kopf!

Sayama hat diese Affirmationen mit Tibetischen Klangschalen, Gongs und Keyboards unterlegt. Sie fördern damit das heiter-geistige Prinzip und den Einklang mit dem Kosmos.

Dank dieser bewährten Methode kann man sein Körpergefühl mit Leichtigkeit optimieren.

Gesprochen von Michaela Merten und Pierre Franckh

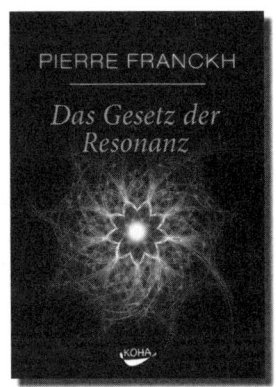

Pierre Franckh
Das Gesetz der Resonanz

DVD, € 21,95

ISBN 978-3-86728-110-2

Wir leben in aufregenden Zeiten! Erstmals in der Geschichte zeigen neueste wissenschaftliche Erkenntnisse,
dass alte Weisheitslehren recht hatten: Jeder Gedanke hat
eine Wirkung. Das Herz hat die größte Ausstrahlung. Wir
sind mit allem verbunden.

In dieser spannenden Dokumentation präsentiert Erfolgs-
autor Pierre Franckh international renommierte Experten
und Wissenschaftler sowie ihre Erkenntnisse und stellt die
Frage: Warum funktioniert Wünschen tatsächlich? Können wir nur mit Gedankenkraft unsere DNA verändern?
Und: Haben wir wirklich Zugang zu allen Informationen
des Universums?

Faszinierende Fakten, ungewöhnliche Geschichten und
viele Praxistipps zum richtigen Denken und Wünschen.

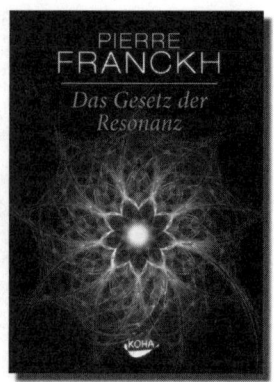

Pierre Franckh
Das Gesetz der Resonanz

gebunden, 240 Seiten
€ 14,95
ISBN 978-3-86728-066-2

Können sich wirklich alle Wünsche erfüllen?
Sind unsere Zukunft und unsere Vergangenheit eins?
Können wir sogar unsere DNA durch Gedankenkraft
verändern?
Der Quantensprung der Menschheit ist in greifbare
Nähe gerückt. Das »Gesetz der Resonanz« erfasst uns alle.
Wir lernen auf einer tiefgreifenden Ebene, wie wir Ursa-
che und Wirkung bewusst beeinflussen können.
Dieses Buch schlägt die Brücke zwischen dem alten
Wissen und den Erkenntnissen der modernen
Wissenschaft – einem Wissen, das seit Jahrtausenden in
der Geschichte unserer Evolution geschrieben steht, aber
erst jetzt allen Menschen zugänglich ist.
Lass dich entführen in die faszinierende Welt
deiner eigenen Möglichkeiten!

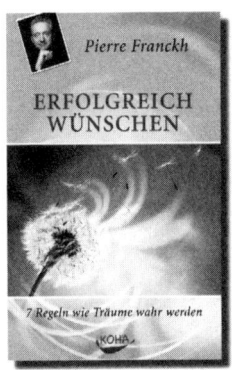

Pierre Franckh
Erfolgreich wünschen

7 Regeln wie Träume wahr werden
gebunden, 192 Seiten
€ 9,95
ISBN 978-3-936862-66-9

Sein Leben selbst gestalten, zum richtigen Zeitpunkt
das bekommen, was man gerade braucht – Partner,
Auto, Wohnung –, wer möchte das nicht! Dass dies kein
Wunschtraum zu bleiben braucht und wie man sich diese
Fähigkeit, das Richtige vom Leben geschenkt zu bekommen, erwirbt, zeigt uns Pierre Franckh praktisch anhand
von sieben Regeln. Gewürzt mit vielen Beispielen aus
seinem Leben bietet dieses Buch von Pierre Franckh einen
Weg, unser Leben zu verändern, denn mit der Kunst,
erfolgreich zu wünschen, haben wir einen wesentlichen
Schlüssel zu einem glücklichen, harmonischen Leben
gewonnen.

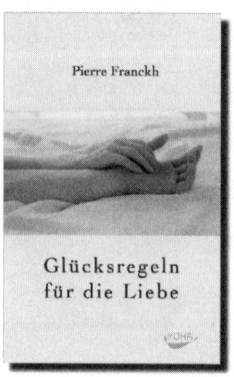

Pierre Franckh
Glücksregeln für die Liebe

gebunden, 192 Seiten
€ 12,95
ISBN 978-3-936862-50-8

Nicht nötig, länger einsam zu sein – mit den
Tipps aus diesem Ratgeber findet wirklich jeder
den ersehnten Seelenpartner! Pierre Franckhs
Glücksregeln sind so einfach wie effektiv. Dabei
werden eigene Wünsche erarbeitet, Liebes-Irrtümer
ausgeräumt und das Selbstbewusstsein gestärkt.
Ein feinfühliger Wegweiser zur Traumbeziehung.